世界の〝毒〟がやってくる

緑の列島を奪い取る狂気の“仕掛け”

船瀬俊介 著

まえがき

緑の列島を、子や孫たちのために守り抜く

地球人口を5億人に削減！

「コオロギを食え！」

ついに、ここまで来た。こうなると、もはや人間あつかいではない。

家畜レベルだ。それは、コロナ・ワクチンにも言える。

コロナ騒動じたいが、偽パンデミック。ワクチンを全人類に強制するための下準備だった。そして、ｍＲＮＡワクチンの正体は人口削減のための大量殺戮〝兵器〟……。

それどころか１９７２年、「ワクチンは人類攻撃の生物兵器」というＷＨＯ（世界保健機関）の極秘文書が暴露されている（拙著『ワクチンの罠』イースト・プレス）。

明らかに、人類の大半を〝削減〟しようと企《たくら》んでいる勢力が存在する。

〝やつら〟は、１９８０年、米ジョージア州の丘に建立した石碑で「地球人口を5億人まで減らす」と宣言している（ジョージア・ガイドストーン）。

まさに、悪魔的な企みだ。本書では、その正体も明らかにしている。

もはや、都市伝説、陰謀論などと、笑っているばあいではない。

「情報」支配で自由に操《あやつ》る

〝やつら〟がターゲットとして狙っているのが日本だ。

目的は、この日本列島の〝乗っ取り〟だ。

〝やつら〟は、かつてインディアンから北米大陸を奪い、アボリジニからオーストラリアを奪った。そして、インディオから中南米を奪った。アフリカ大陸も丸ごと盗まれた。

そして、いま……確信する。

〝やつら〟が食指を動かしているのが、極東の緑なす列島なのだ。かつての帝国主義では、まず宣教師が「心を奪い」、商人が「物を奪い」、最後に「軍隊が国を奪った」。

しかし、現在はさらに巧妙だ。これら、三段仕掛けの〝謀略〟は古すぎる。

まず――。

■第一波攻撃：〝やつら〟は、①マスコミ ②学界 ③政界、を丸ごと籠絡《ろうらく》し、簒奪《さんだつ》する。そして、奪ったのは「情報」である。人間は〝情報の動物〟である。情報さえ支配すれば、自由自在に操ることができる。

■第二波攻撃：毒物投入で日本人を弱体化させる。コロナワクチンの扇動、強制はまさに毒物攻撃だ。暗殺された安倍元首相すら「現在は第三次大戦中」と公言していた。

昔の戦争は、空から爆弾が降ってきた。

現在の〝戦争〟は爆弾の替わりに、注射が放たれている。さらに〝毒薬〟も兵器として登場してきた。いまや医薬も農薬も、立派な〝兵器〟なのだ。

世界の〝毒〟がやってくる

こうして、本書のタイトルが警告する事態となった。

――世界の〝毒〟がやってくる――

ネオニコチノイド農薬も除草剤グリホサートも日本民族を滅ぼすための〝爆弾〟である。

――世界は禁止！　日本は緩和！――

この事実じたいが日本民族を滅ぼす〝意欲〟そのものだ。まさに〝殺す気〟満々なのだ。

ここまで言っても「マサカ……」と笑う人たちがいる。もはや思考停止の〝洗脳〟状態だ。

欧州では、禁止の猛毒農薬ネオニコチノイド――。

なぜ、日本だけはEUの2500倍も残留を許可したのか？

同様に、世界中が禁止とする発ガン除草剤グリホサート――。

なぜ日本のソバは150倍も残留許可が、はね上がったのか？

なぜ小麦など穀類残留が30ppmへ、ケタ外れに大幅緩和されたのか？

同じことは、抗ガン剤、抗うつ剤、電磁波……など、本書で述べたすべてに言える。

子や孫たちを守るために

「民族浄化」（エスニック・クレンジング）とは、〝かれら〟の世界征服の常套手段である。

北米インディアン、豪州アボリジニ、南米インディオ、アフリカ大陸の黒人……。

騙《だま》され、虐殺され、母国を奪われた彼らの悲劇に思いをいたすべきだ。


この緑うるわしい日本列島は、われらの祖国だ。

守り抜かねば、ならない。その切実な思いで筆をとった。
荒唐無稽と笑う人もいるかもしれない。杞憂《きゆう》で終われば、それにこしたことはない。
しかし――。
歴史は、くりかえす。過去の痛ましい悲劇をくりかえしてはならない。
この美しい国に住む、子どもや孫たちを守るために。まずは本書に目を通してほしい。
そして、声をあげてほしい。街に出てほしい。この国の主人公は、私たちだ。
本文にお進みください。まわりに伝えてください。
悪魔的な企みを、ゆるしてはならない……。

もくじ

第2章 残留農薬が2500倍!? ペットボトルのお茶は飲んではいけない!
世界で禁止の農薬が、日本だけ数千倍も残留するカラクリとは

第3章 〝殺人オイル〟トランス脂肪酸を日本だけ使い放題のナゾ

「毎年50万人が心臓マヒで〝殺されて〟いる」（WHO警告）

第4章 犠牲者、爆増中！ 日本は猛毒抗ガン剤の〝ゴミ捨て場〟だ！

抗ガン剤は、頭痛患者の頭をカナヅチで殴るのと同じ

第6章 パンは食べるな！ 輸入小麦は〝毒〟まみれ

日本の発ガン農薬〝グリホサート〟残留基準はアメリカの1000倍

第8章　バイバイ！　マック、ケンタッキー。菜食ライフへGO！

心臓マヒ8倍、大腸ガン5倍、KFCで10年早死に……

第9章　危ない「チン！」電子レンジで発ガン物質発生

レンジ料理を食べると実験動物は全滅、人体実験では全員に血液異常

第10章　ゲノム編集〝モンスター〟たちが食卓にやってくる

第1章

虫を食え!

ついに、コオロギまで喰わされる

EU、コオロギをあらゆる食品に認可の狂気

欧州を支配する〝闇の力〟

2023年、年明けから、日本中で、いや世界中で、コオロギ騒動が荒れ狂っている。

ことの発端は、EU（ヨーロッパ連合）で、1月24日から「あらゆる加工食品に、コオロギ粉末を添加する」ことが許可され、実施されたからだ。

人類の食事に、昆虫の粉末を加える……!? まさに狂った悪魔の選択……。

偽パンデミックのコロナ・ワクチンに続く欧州の暴挙だ。

EUが許可？ ということは、すでに世界中であらゆる加工食品に、この昆虫の粉末が潜んでいる怖れがある。すでに、あなたは食べているかもしれない。

EUとは、もともと欧州諸国による共同の繁栄と連帯のために結成された国際組織だ。

その根本理想は、加盟国、各国民の健康と福祉の向上である。

欧州の人々の健康促進を目標に掲げるEUが、どうして「昆虫を日常食にする」という奇妙怪体《きみょうけったい》な政策にゴーサインを出したのか？

一言でいえば狂気の妄動《もうどう》だ。

しかし、その奥底には悪魔的な深謀遠慮《しんぼうえんりょ》が潜んでいた……。

――人類にコオロギを喰わせる――

その陰謀は、すでに2018年頃から、密かに進められていた。

同年8月28日、EU傘下の欧州食品安全機関（EFSA）は、〝新食品〟の食材として〝ヨーロッパ・イエコオロギ〟を提案している。

この狂気の仕掛けには、EUを背後から支配する〝闇の力〟が存在する。

動物たんぱくに最凶発ガン性

昆虫食推進の理由を、EUは「食糧危機」対策という。

「……今後、予想される需要を満たすために、栄養価の高い昆虫は、とくに動物性たんぱく質の重要な供給源となる」

つまり、「到来する食料危機に備えて、昆虫も食べよう！」というキャンペーン。

その理由が「動物たんぱくの不足を補う」という屁理屈だ。

もはや、この論法がメチャクチャ。近代栄養学の最大の過ちこそが「動物たんぱく礼賛《らいさん》」である。米コーネル大学コリン・キャンベル博士は断言する。

「動物たんぱくは史上最悪の発ガン物質である」（『チャイナ・スタディー』グスコー出版）

たとえば、牛乳たんぱく成分カゼインをネズミの実験で投与量を2倍にするとガンは9倍に激増している。

WHO（世界保健機関）ですら、2015年、「ハム・ベーコン・ソーセージなど加工肉の発ガン性は、5段階評価で、アスベストと同等の最悪レベル」。牛、豚、トリなどの赤肉も「上から2番目の発ガン性」（284ページ）と断定。

ちなみにキャンベル博士は、発ガンした実験動物のエサを動物たんぱくから植物たんぱくに切り換えるだけで、ガンが縮小することも発見している。

植物たんぱくの代表格といえば大豆たんぱくだろう。

アメリカ政府は、あまたある食材の中で、もっとも「抗ガン作用」のある食品として、大豆を掲げている【図版1】。

なのにEUは「動物たんぱく不足を解消するためにコオロギを食え」という。

しかし、そもそも動物たんぱくそのものが史上最凶の発ガン物質なのだ。

●図版1：米政府も絶賛！ 大豆はベストワンの抗ガン食だ

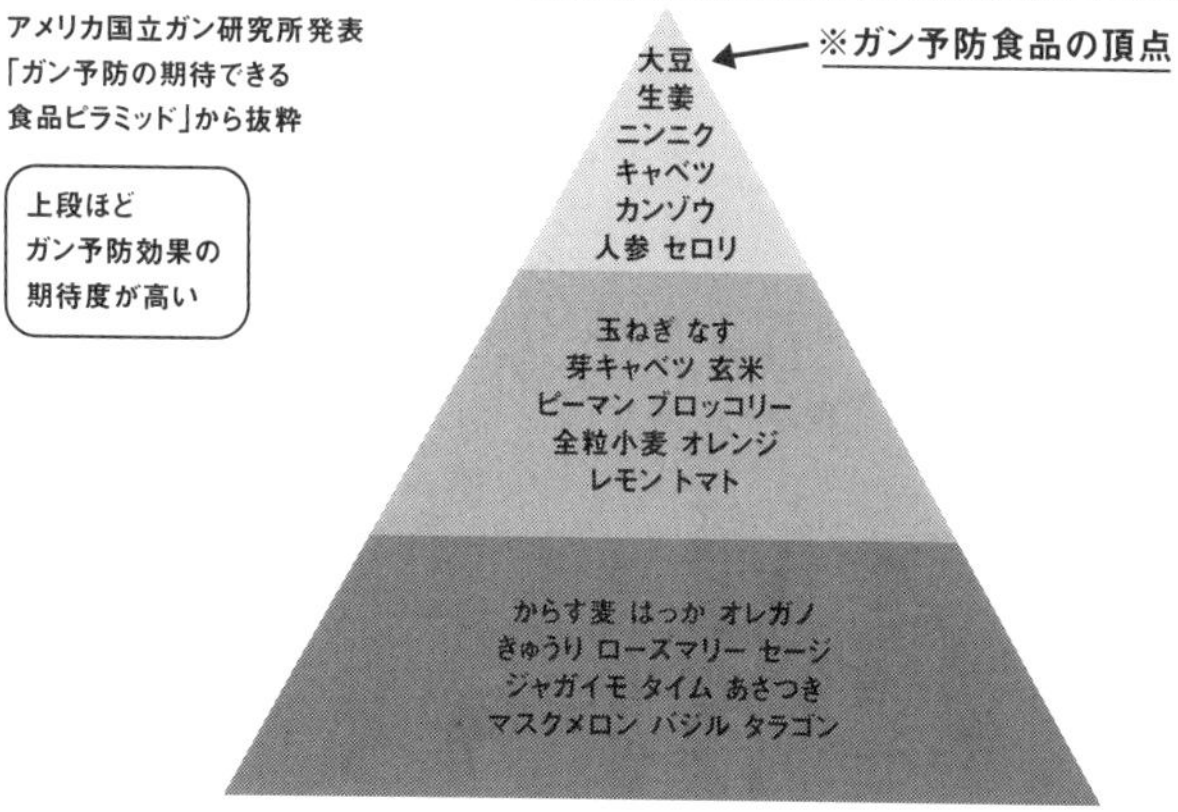
アメリカ国立ガン研究所発表
「ガン予防の期待できる
食品ピラミッド」から抜粋
上段ほど
ガン予防効果の
期待度が高い
※ガン予防食品の頂点
大豆
生姜
ニンニク
キャベツ
カンゾウ
人参 セロリ
玉ねぎ なす
芽キャベツ 玄米
ピーマン ブロッコリー
全粒小麦 オレンジ
レモン トマト
からす麦 はっか オレガノ
きゅうり ローズマリー セージ
ジャガイモ タイム あさつき
マスクメロン バジル タラゴン

出典：アメリカ国立ガン研究所「ガン予防の期待できる食品ピラミッド」

「食料危機」対策はウソだ

人間の歯並びを見れば、人類はほんらい菜食動物なのだ。

唾液pHは穀物消化のためアルカリ性。消化器の長さも肉食獣の4倍。「肉食で大腸ガン死が5倍に激増」（日系三世と母国日本の比較）。「肉食で心臓マヒ8倍増」（米フィリップス報告）。「肉好きの糖尿病死3・8倍」（週に6日以上）……（『ヴィーガン革命』ビオ・マガジン）

さらに肉食者の罪は深い。

他の人々の食糧を奪っているからだ。

たんぱく質で比較する。1kgの牛肉たんぱくを作るのに、20kgの大豆たんぱくが必要となる。わかりやすくいえば、牛肉1kgを生産するのに20kgの大豆を、牛にエサとして与えなければならない。つまり、ステーキなどをムシャムシャ頬張る人は――。

19人分の食料をハイジャックしていることと同じなのだ。

牛肉好きの人が菜食にシフトすれば、19人が食料（大豆）にありつける。

つまり、最大の食料対策は、ほんらいあるべき菜食へのシフトなのだ。

そうすれば、人類の大腸ガンは5分の1に、心臓病マヒは8分の1に、糖尿病死は約4分の1に激減する。

コリン・キャンベル博士は断言する。

「……人類が菜食にシフトすれば、医療費は80％削減できる」

アメリカ人が菜食するだけでアフリカ大陸に匹敵する陸地が緑の大地となる（前出『ヴィーガン革命』）。

最大の――食料対策も、健康対策も、砂漠対策も――菜食シフトなのだ。

〝悪魔の昆虫食〟では、断じてない！

〝やつら〟が人類に昆虫を食わせようとする目的……それは〝他〟にあったのだ。

コオロギ食に雑菌、重金属、アレルギー等、毒性

奇妙不気味なキャンペーン

「……日本人にコオロギを食べさせろ！」

意味不明の〝陰謀〟が、人々をまさに困惑とパニックに陥《おとしい》れている。

「食料危機に備えて、昆虫を食べよう！」

これが奇妙不気味なキャンペーンの一環らしい。

ただただ、気色悪いというしかない。

他方で、日本全国の農家では、政府の奨励で牛や豚、鶏が大量屠畜され始めている。

牛一頭、殺すと15万円の報償金が出る、という。驚いた。いっぽうで「食料危機に備えて〝虫〟を食え」という。他方で「牛、豚、鶏が余っているから殺せ」という。

支離滅裂である。日本政府は「気が狂った」というしかない。

いや、何者かによって「気が狂わされている」のだ。

尋常な神経の持ち主なら、「コオロギを食べよ！」というかけ声を聞いただけで気づくはずだ。

「……こいつら、頭が狂ったな……」

これは、コロナ・ワクチンの〝強制〟接種とまったく同じだ。

ノーベル賞学者や元ファイザー社の副社長までもが「打ったら2年以内に死ぬ」と、命をかけて訴えている。じっさい、実験動物たちは2年で全滅したのだ。

インフルエンザ・ワクチンの約150倍もの超々猛毒……。

「……これは、ヤバイ……」

ふつうの感覚なら、そう直感してあたりまえだ。

しかし日本人のほとんどは政府の指示に羊のようにしたがい、猛毒注射の列に並んだ。

その顔からは、もはや生存本能すら消え失せている。

「食べたい！」「未来食！」Ｐａｓｃｏの妄想

正気ならありえない広告

この〝闇勢力〟のコオロギ食陰謀に、見事にひっかかった日本の食品会社がある。

それが、〝Pasco〟ブランドで知られる大手・敷島製パンだ。

その広告は、じつに無邪気というか楽しげだ【写真1】（次ページ）。

「Pasco 未来食 Labo Korogi Café」。まさに、浮き浮き、やる気（売る気）マンマン。

「未来の食がやって来た♪」「教えて！」「食べてみたい！」

この会社の経営者の頭（オツム）は、いったいどうなっているのだろうか？

まともな頭脳の持ち主なら、コオロギを〝未来食〟などと、絶対に思わない。

ましてや〝食べてみたい！〟など、正気の人間なら口にするはずがない。

■経営者の頭の中身が疑われる

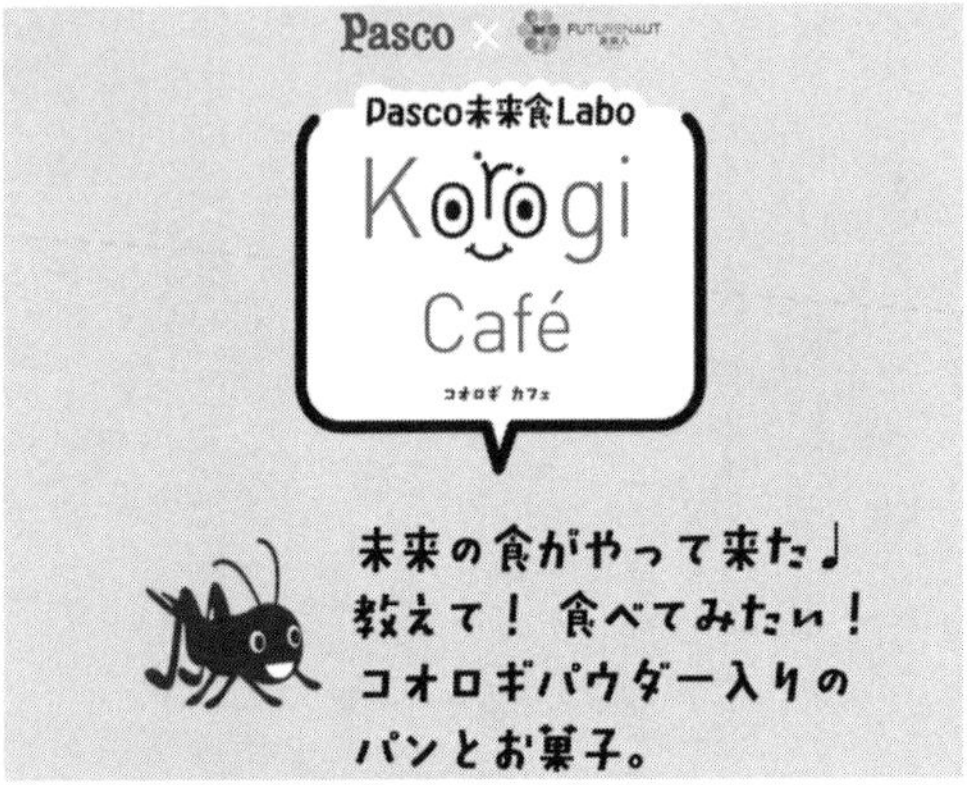
Pasco
Pasco未来食Labo
Korogi
Café
コオロギ カフェ
未来の食がやって来た♪
教えて！ 食べてみたい！
コオロギパウダー入りの
パンとお菓子。

【写真１】敷島製パン（株）の商品サイトより

しかし、この〝Pasco〟は、ルンルン売る気マンマンだ。

「コオロギパウダー入りのパンとお菓子」

おいおい、すでに、〝Pasco〟は、これらゲテモノ昆虫入り商品を販売している……！

■「コオロギ入り」と表示しろ

敷島製パン株式会社こそ、このゲテモノ食導入のパイオニアだ。

同社は、２０２０年10月から、すでにKorogi Café シリーズを展開している。

パンなどにコオロギ・パウダーを配合し、通販などで販売している。

謳《うた》い文句は、ＥＵと同じ。「将来の食料不安に備えた取り組み」という。

これが、根本的な誤りであることは、すでにのべた。

同社商品を愛用してきたひとは、とっくの昔に「コオロギを〝食べて〟いた」のだ。

まさか……と、絶句であろう。

知らないうちに、ゲテモノ食コオロギを食べさせられていたことになる。

同社〝Pasco〟に対する世間の怒りが爆発したのは、２０２３年2月中頃からだ。

昆虫食、とくにコオロギについての議論がツイッター（現・X）などで大炎上したからだ。

貴重な食料を虫に食わせる⁉

同社には、以下のような苦情が殺到した。

「……〝Pasco〟の生産ラインで、コオロギ入りも作っていると思うと、買う気にもならない」

「……パッケージに『コオロギ粉入り』と明記してもらいたい」

その他、「コオロギには酸化グラフェンが含まれているという研究を見た」「加熱処理で安心というエビデンスはあるのか？」「世界でコオロギを食べてこなかったのは、安全性に問題があったからでは？」

同社は、火消しに躍起だ。２月28日までに、商品サイトに「注意事項」を告知した。

「……コオロギ・カフェは専用施設で製造しており、それ以外の商品とは工場・ラインが異なる。他商品にコオロギパウダーが混入する可能性はなく、使用する予定もない」「オンラインショップ専用商品なので、市販はしていない」「同商品には、コオロギ使用を容器に明示している」（要約）

ちなみに、使用しているコオロギは「専用農場で、大豆やトウモロコシから作られた飼料で厳密な管理下で養殖されている」という。

ここでも喜劇チックなことが行われている。コオロギに大豆を食わせている！

わざわざ、昆虫に大豆やトウモロコシを与えて、その昆虫を食べるくらいなら、初めから大豆やトウモロコシを食べた方が、よっぽどヘルシーだ。

貴重な食料を……虫に食わせて、その虫を食う……。オロカサの極致ではないか。

学校給食で、子どもたちにコオロギ食べさせるな！

ひき肉代わりにコロッケに！

もっとも許せないのが、この大問題のコオロギを、学校給食で子どもたちに、食べさせようという企みがあることだ。

徳島県小松島市内の小松島西高校がコオロギパウダーを使った給食を試食させている。するとと、父母たちから「子どもに食べさせるな！」と怒りの声が殺到した。

それは、コロッケに使われるひき肉の代わりにコオロギパウダーを使ったもの。

「かぼちゃコロッケ」として給食に出し、１７０人が試食した。

「……クレーム電話がすごくかかってきて、上からしばらく動かないよう言われました」責任者の多田加奈子教諭はメディア取材に答えている。しかし、続いて「状況が厳しくなければ、使用を継続していました」と本音も明かしている。

ネットの反響――。

「……コロナといっしょやん。なんでも、自由意志と言っておきながら、学校でも見えない強制力が働いてんだろうね。学校の先生もやらされてるだけだから、先生に言ったって変わらないだろうけど」

国から補助金！　怪しい話

食用コオロギが学校給食に使われたのは、これが国内初だという。

これにたいして、保護者の声がネットに掲載されている。

「……コオロギの危険性については内閣府の商品安全委員会がＨＰに記載しています（後出。32ページ）。他にも、中国の薬学上、コオロギは微毒で流産や早産の危険性から『禁忌』とされていますし、発ガン性や寄生虫などの危険性も心配されています。そんなものを、子どもたちの給食に混ぜるなんて正気の沙汰ではありません。日本にはイナゴ文化がありますが、イナゴは稲を食べるがコオロギは雑食で、昔は肥《こえ》など汚いところにいたことからも、昔の人は、食べなかったそうです。（中略）なぜ、イナゴ文化があるのに、わざわざ危険性の高いコオロギを、ここまで推すのでしょうか？」

親の立場でなくとも、至極《しごく》正論です。これに、政府は反論できるでしょうか？

この親御さんは、意見をこう結んでいます。

「……コオロギなど昆虫食に参入した企業は、国から補助金が出ています。子どもを利権に汚れた大人たちの犠牲にするのは許せません」

「虫、食わすな！」不満、怒り、大爆発……

内閣府も「安全性」を不安視

まず、ネット上でコオロギ・スキャンダルは大炎上した。

「……コオロギが不妊薬って、知ってるの？」

「……教育だかなんだか知らんが、学校で変なもの、食べさせるの、良くないだろ。親としてみれば心配になるのは当然だと思うね。昆虫食なんかゲテモノの部類なんだから、食べたきゃ、そこらの捕まえて自分で自己責任で食べるがよろしい」

「……コオロギでひと儲けしたい会社から、金貰ってるに決まってるでしょ〜。入れる必要のないコオロギパウダーを入れたコオロギの美味しさにおどろくって、どんだけ味覚音痴なのか、謎すぎる」

「……昆虫食をメディアや補助金を使ってゴリ押しする日本。世界中で『意図的』タンパク質不足をつくりだし、昆虫食に誘導しているのがＳＤＧｓの正体。製パン大手の〝Ｐａｓｃｏ〟が『コオロギ・パウダーを使って、パンを作る』ということは、学校給食も危ない」(あいひん@BABYLONBU5TER)

じつは内閣府（食品安全委員会）も、コオロギ食の安全性に４つの懸念を示している。

(1) コオロギ体内には好気性細菌数が多い
(2) 加熱処理後も芽胞形成菌の生存が確認される
(3) 昆虫・昆虫由来製品のアレルギー源性の問題
(4) 重金属類（カドミウム等）が生物濃縮される

至極《しごく》、もっともな懸念、不安である。

さらに、不安、懸念はいくつもわいてくる。〝食用〟に〝養殖〟されているコオロギは、なんと遺伝子組換えまで行われている、という。その理由は「共食いさせない」ため。遺伝子組換え生物には、その体内に未知毒物が生成されることが警告されている。

(例：トリプトファン事件。参照『「モンスター食品」が世界を食いつくす！』イースト・プレス)

つまり、政府の懸念に5番目の懸念がプラスされる。

(5) 遺伝子組み換えによる未知毒物の生成

――なら、なぜ日本政府はEUの決定に異議を唱えないのか？

なぜ、政府は唯々諾々《いいだくだく》と、EUの決定に追従しているのか？

その理由もかんたんだ。

日本は、世界を支配する〝闇の勢力〟に完全に屈従しているからだ【図版2】(次ページ)。

現代世界は〝闇の勢力〟と〝光の勢力〟の対立構図をなしている【図版3】(次ページ)。

世界は、人類をNWO：新世界秩序で家畜支配しようと企む悪魔勢力にたいして、約4分の3もの国々が〝光の勢力〟に結集している。

それがBRICs(ブラジル、ロシア、インド、中国、南アフリカ)連合だ。ここに、第三世界、有色人種の国々が殺到している。白人による植民地、帝国主義に侵略され、国土、資源、言語、歴史を奪われた国々だ。これらの国々のほとんどはmRNAワクチンも拒否。そのおかげでワクチンによる大量殺戮《さつりく》からも免れた。

唯一の例外が、わがニッポンである。DS(ディープステート)に首の根っこをつかまれ、すべてに、イエス！ イエス！ と言わされている。

●図版2：世界を裏から操る“闇の勢力”は三層構造だ

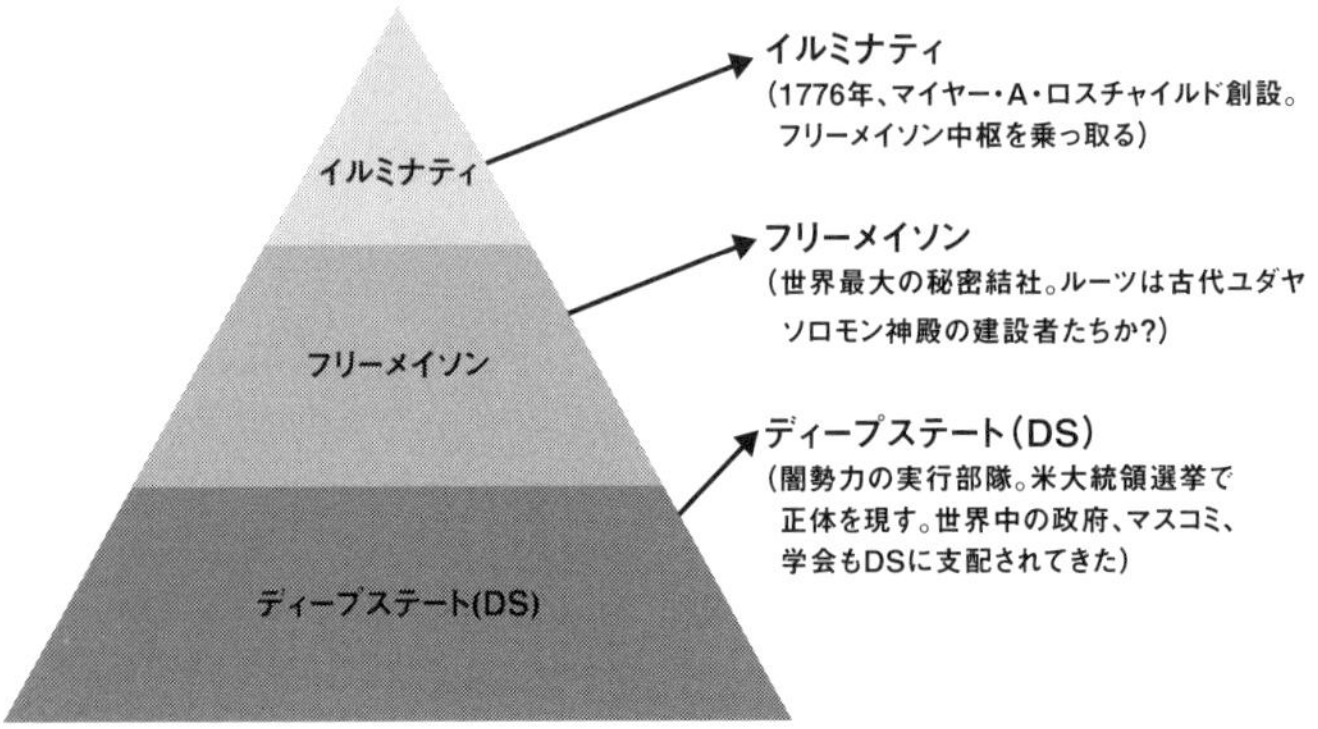
イルミナティ
フリーメイソン
ディープステート(DS)
イルミナティ
(1776年、マイヤー・A・ロスチャイルド創設。
フリーメイソン中枢を乗っ取る)
フリーメイソン
(世界最大の秘密結社。ルーツは古代ユダヤ
ソロモン神殿の建設者たちか?)
ディープステート(DS)
(闇勢力の実行部隊。米大統領選挙で
正体を現す。世界中の政府、マスコミ、
学会もDSに支配されてきた)

出典：『めざめよ!』ヒカルランド

●図版3：世界の対立軸は、グローバリズムVSローカリズム

グローバリズム“闇の勢力”	VS	ローカリズム“光の勢力”
《悪魔教》(サタニスト)	⟺	《既存宗教》(多彩信仰)
《新世界秩序》(NWO)	⟺	《地域自立主義》
《全体主義》(ファシズム)	⟺	《民主主義》(デモクラシズム)
人類家畜社会	⟺	多様共生社会
国家・宗教を廃絶	⟺	国家・民族が繁栄
財産・子ども・住居没収	⟺	財産・居住・職業の自由
地球人口を5億人に	⟺	成長と調和の地球社会へ
米、欧、加、豪、日	⟺	中、露、印、中南米、中東、アフリカ
“遺伝子ワクチン”	⟺	“既存ワクチン”
人口削減	⟺	人口不変
バイデン、エリザベス女王 ローマ法王、ゼレンスキー	⟺	トランプ、習近平、プーチン

出典：『めざめよ!』ヒカルランド

そして……。今度のコオロギ食だ。これもまた、イエス！　イエス！　のていたらく……。

いまや、日本は属国ならぬ奴隷国にまで、堕落しきっている。

コオロギは「妊婦に禁忌」！　〝やつら〟の狙いは人口削減

イナゴ（稲子）とのちがい

このコオロギ騒動すら然り。虫を喰わされる奴隷国民に貶《おとし》められている。

しかし、なかには、心の広いひともいる。

「……日本人は、昔からイナゴを食べて来たじゃない。だから、同じことよ」

しかし、反発する声も前出のように全国にまき起こっている。

「イナゴとコオロギは、まったくちがう」「イナゴは稲を食べる」「コオロギは肥《こえ》を食べる」

「両者の毒性は異なる」「だから、古人はイナゴを食べても、コオロギは絶対食べなかった」

ナルホド……。イナゴは〝稲の子〟と読める。コオロギは〝肥えろぎ〟と読めまいか？

つまり、コオロギは雑食で何を食べているかわからない。それだけ、毒性も不明。

だから、古（いにしえ）から食用にはならなかった……。

これにたいして、さらにコオロギは〝毒虫〟だ、という声があがってきた。

中国の古典医学書には「禁忌」とされている、という。

コオロギ〝毒虫〟論争とは？

「……中国漢方の古典『本草綱目《ほんぞうこうもく》』に、コオロギは『微毒』『妊婦は禁忌』とされている」

こういう指摘が、ネットを駆け巡っている。

古典医学書に、コオロギは〝毒虫〟と昔から書かれている。

それを「政府は補助金を出して食えというのか！」

反発と憤激は、いや増しに増し政府やコオロギ食を導入した業者に抗議が殺到した。

すると、こういうときは、〝闇の力〟の側も「火消し」に必死となる。

〝かれら〟は、コオロギ食推進派（？）を焚きつける。

「毒虫説はデマだ！」「『本草綱目』に記載はない！」

これにたいして、冷静な情報提供者が現れた。

「……『漢方医学大辞典』の記載からコオロギ、アブ、ゴキブリの頁を貼りました。この大辞典は、その生薬が出版当時（１９７０年代）の中国で、どのような捉え方をされているかが、書かれた物の和訳です（出典、薬味、薬性、産地、成分、使用方法など）。当時のトップクラスの薬学者たちを結集して編纂《へんさん》しています。私の師である渡辺武博士も日本側の校訂者の一人として参加しています」（まつふじ @Yoimajyo ２０２３年2月5日）

これは、決定的な証拠というべきだ。

「……『本草綱目には微毒の記載はない、デマを広げている』などと『本草綱目』の原本を貼ってＴｗｅｅｔされる方もいらっしゃるので、敢えて書きました。編纂された当時の中国では、コオロギは『微毒』で『妊婦禁忌』だったんですよ！」（同）

やはり、『本草綱目』には「微毒」「妊婦に禁忌」の記載がある。コオロギには毒性があった！〝毒虫〟論争に決着を付けたのが、この『漢方医学大辞典』なのだ。

「妊婦禁忌」「流産の怖れ」

「妊婦禁忌」ということは「流産の怖れ」ということだ。

だから、巷で「コオロギは堕胎薬」として使われていた……という噂も、あながち嘘とはいえない。中国で昔から「妊婦に禁忌」とされたのも「流産促進」効果があれば、民間で、密かに、コオロギを「堕胎薬」として用いていたのも、ありうる話だ。

「……コオロギは漢方では『毒』、妊婦には『禁忌』。やっとこの理由判明。コオロギには、強い利尿作用がある。妊婦への強制利尿は、循環血漿量《けっしょうりょう》の低下で、胎盤血流を下げ、『流産』の危険、『胎児』の血液中のカリウム濃度を低下させて不整脈や筋肉麻痺リスクをつくる。カフェインがダメな理由も同様。母体の血液濃度を上げ、『血栓』のリスクも増大する」（akiaki君 @akiaki2272、２０２３年2月12日）

これは、ＳＮＳへの貴重な投稿。つづく、ツイートも重要。

「……そのほか、コオロギを食べるには、慎重な対応が必要なひとは、妊婦以外に、高齢者や小児、糖尿病、狭心症、心筋梗塞、脳梗塞、下肢閉塞性動脈硬化症、重い肝臓障害、下痢・おう吐などの脱水症状があるひと。やっと、つながりが一つ見えてきました」

西洋は臨床医学、東洋は体験医学。後者は、数千年もの体験を積み重ねて、医学的な有効性や有毒性の知識を集積し、体系化してきた。

その中国漢方におけるコオロギの有毒性のメカニズムを、西洋医学も解明しているのだ。

戦争、医療、栄養学……すべて大量破壊兵器だ

狙いは〝闇勢力〟の人口削減

ここからは私見となるが――指摘される利尿効果とは、一種の排毒効果である。

体内に侵入した異物、毒物を排泄する方法は、大きく２つある。

肝臓で解毒し腸から排泄する。もうひとつは、腎臓で濾過《ろか》して尿で排泄する。

コオロギに利尿作用がある……ということは、身体がコオロギに含まれる毒性成分を速やかに体外に排泄しようとしている、と考えられる。

このいわゆる〝コオロギ毒〟について記載した論文は、いまだ見かけない。

それは、巧妙に隠蔽されているのかもしれない。このコオロギ毒〝X〟には、利尿作用にとどまらない恐るべき毒性が秘められているのではないか？

コオロギを人類に食わせようとしているのが〝闇の力〟だ。

〝やつら〟は、その〝X〟の〝効能〟を熟知しているのではないか？

中国古典では、コオロギを堕胎効果のある〝毒虫〟として禁忌とした。

現代世界では、そのコオロギ食を強引に普及させようとしている。

闇勢力は、人口削減を究極の目標として掲げている。証拠もある。

1980年、アメリカ、ジョージア州の小高い丘の上に、突如として不思議な石碑が出現した。

石碑は巨大な4枚の石板で構成されていた。

その各々の表裏に2か国、計8か国の言語で、〝メッセージ〟が彫られていた。

ひとびとが驚愕したのが、以下の〝宣言〟……。

「地球の適正人口は、5億人以下である」

医学、栄養学も大量破壊兵器

この謎の石碑は、〝ジョージア・ガイドストーン〟と呼ばれ、建立者は謎の人物とされている。しかし、歴史学者の結論は、一致している。それは、世界最大の秘密結社フリーメイソンによる未来宣言なのだ。この悪魔勢力は、「地球人口を5億人まで削減する」と、この石碑を通じて全世界に宣言しているのだ。

ここで、すべての謎が解けてくる。

なぜ、人類の近代、現代にかけて戦争がひっきりなしに繰り返されてきたのか？

それは、〝やつら〟が仕掛けてきたからだ。

1871年、フリーメイソンの〝黒い教皇〟アルバート・パイクは、「これから起きる第一次、二次、三次……世界大戦は、フリーメイソンが計画し、実行に移す」と書簡で明らかにしている。そして、その予言（予告）どおりに、世界大戦は勃発している。

〝やつら〟にとって戦争の目的は、巨利収奪と人口削減だ。つまりは、金儲けと人殺し。同じ目的で使われたのが医療だ。人類の死因1位は「医療」なのだ。そして、栄養学も人類大量破壊兵器として使われた。肉を食えば大腸ガンで約5倍、心臓マヒで8倍、糖尿病で4倍死ぬ（殺される）。まさに大量破壊兵器ではないか！（『世界をだました5人の学者』ヒカルランド）

そして、今回のコオロギ食の陰謀もまた同じ。

それもまた、人口削減の大量破壊兵器なのだ。

第２章

残留農薬が2500倍!?
ペットボトルのお茶は
飲んではいけない!

世界で禁止の農薬が、
日本だけ数千倍も残留するカラクリとは

お茶には年17回以上、有毒農薬が散布される

農薬エキスを〝嗜《たしな》む〟茶の湯

お茶の葉に熱湯を注ぐ。成分を抽出して飲む。それが、お茶を飲むということだ。

だから茶葉に有毒農薬が残留していたら、それも熱湯で抽出される。

はやくいえば茶の湯は、ある意味、茶葉の農薬エキスを〝嗜《たしな》んでいる〟ことなのだ。

それを、日本人は知らずに飲んでいる。

なぜなら、お茶は摘んでから茶碗に注がれるまで、「洗浄工程」がまったくない。

「……お茶をつくる農家では、『クスリをかけたので、自分で飲むのは気持ちが悪い』と言って飲まない、という」(小冊子『〝危険〟な食品シリーズ』No.6 お茶)

まさに、マサカ、マサカ……である。

日本の緑茶は「年に17回も有毒農薬が散布される」と聞いて仰天した(都道府県『農薬散

布基準指導表』）。

行政指導にしたがって、この回数……。まさに、日本のお茶は農薬まみれなのだ。

それだけではない。

「……これ（撒布指導）は、最低必要基準といわれ、地域・気候・地方などにより、差が生じるうえ、なかには多収量をめざすため、年に30回も散布したり、（散布の）時期や量を無視するケースも見られます」（同）

消費者に毒食わせていいの？

なぜ、これほどお茶農家は、農薬を大量撒布するのか？

理由はハダニや炭疽病、モチ病などを防ぐため……と政府に〝指導〟され実行している。

茶農家は、農水省の指導を純粋に信じている（ワクチンと同じ！）。

そして「農薬がなければ、お茶栽培はできない」と思いこまされている。

しかし、これは悪質な〝洗脳〟でしかない。その根拠をあげよう。

すでに、全国で農薬栽培の危険性にめざめた農家が数多く存在する。

それは茶農家も例外ではない。彼らは、まさに農水省の悪魔的〝指導〟に背を向けた。

そして、消費者のほうに顔を向けたのだ。

よくこんな笑い話がある。農家の人から作物をもらったとき、耳元でささやかれる。

「……これ、クスリかけてねっから、安心して食っちゃれ（笑）」

農家は自分たちの食べる分だけ、農薬をかけないで栽培している、という。

しかし、大切なお客様に、毒（農薬）まみれの野菜、作物を食べさせていいのか？

この矛盾に気づいた農民たちが数多く現れてきた。

そういう善良なひとたちは、勇気を出して悪魔の使い（農水省）に背を向けたのだ。

こうして、全国で「無農薬」栽培のお茶園が雨後のタケノコのように増えている。

ためしにネット検索する。すると、予想以上に「無農薬」「有機栽培」の茶園が多いことにおどろく。彼らの純粋な挑戦にこたえよう！

わたしは、もうこれら無農薬栽培のお茶しか飲まない（飲めない！）。

ネットで検索。通販で入手。じつにカンタンだ。

だから、街の茶専門店では、絶・対・に・買・わ・な・い。

「検出せず」は「残留せず」でない

「検出限界」を緩《ゆる》くするウラ技

ここまで書くと、とうぜん茶業界から反論、反発もあるだろう。

その言い分は――。

「……確かに多数回、農薬撒布しているが、茶葉から残留農薬は『検出』されていない」

手元に「試験検査成績書」がある（第ＭＣ０１２０００１８‐００１２号 令和２年12月22日 ㈱静環検査センター）。

まずは、「検査項目」に列挙されている農薬成分（検査項目）の多さに驚愕《きょうがく》した。

なんと、２０５種類……。これだけの化学薬品（毒物）が、お茶の葉っぱに撒布されている。だから、薬物単品を年に17～30回撒いているのではない。

これら２００種類を超える有毒成分の「混合物」を茶葉に撒いているのだ。

しかし、農薬業界の人々は、この「成績書」を見せて、胸を張るだろう。

「ごらんなさい。２０４項目、すべて『不検出』。例外はひとつだけです」

この一覧表を見ると「検出限界」と「基準値」が併記されている。

たとえば、「キノクラミン」という成分は「検出限界」（０・０２ｐｐｍ）とされている。

そして、結果は「検出せず」。これは「残留せず」という意味ではない。０・０２ｐｐｍ未満残留している可能性はある。つまり「検出限界」をゆるくすれば、全て「検出せず」の報告書を作成できる、という巧妙な仕掛けだ。こうして、「すべての農薬は『不検出』だから心配いりません」という説得（〝洗脳〟）に使われる。

無農薬農家が実証している

「農薬を撒かなければ、お茶は栽培できない」

農水省も茶業界も声を揃《そろ》えて言う。しかし、全国各地で実践している有機栽培の茶農家を見よ！

その素晴らしい実績は、彼らの言い分を打ち砕く。

——全国の有機栽培農家は、**お茶は無農薬栽培できる**ことを実証している。

すると、〝かれら〟は、またこう反論してくるだろう。

「……無農薬栽培はコストがかかりすぎる」だから「価格を上げざるを得なくなる」。

それでけっこう！　価格が2倍になっても、ほとんどの消費者は、そちらの無農薬茶を買うだろう。あなたは、毎日２０５種類もの有毒物が（微量でも）残留している怖れのある〝毒茶〟を飲んでいる。こう知ったら、全員が無農薬茶を選ぶだろう。

「地球の農薬全廃は可能だ！」（米コーネル大学）

農業生産コストは激減する

業界が必ず言い訳にする「無農薬にしたらコストがかかる」はウソだと思っている。

「無農薬」とは、農薬を使わない――ということだ。

だから、２０５種類もの有毒成分を含む農薬を、農水省の指導どおり年に17回も撒布する面倒な手間がいっさい省ける。さらに、高価な農薬代もゼロで済む。

撒布労働もゼロ！ 高い農薬代もゼロ！ なら生産コストはぎゃくに安くなるはずだ。

カロリー4％減でとどまる

それを証明する論文が存在する。

米コーネル大学が1978年に発表した論文だ。

「全世界の農薬を全廃したらどうなるか？」という壮大なシミュレーションの結論だ。

それは素晴らしいものだった。

「全作物はカロリーベースで4％減少する」

「しかし、それ以上のデメリットはいっさい認められない」

わたしは、この報告を目にしたときの感動をいまだ忘れられない。

地球規模の農薬全廃のメリットは、測《はか》りがたい。

農薬コスト、撒布コストなどゼロ。加えて、農薬による作物、人体、土壌、河川、海洋、大気……などの〝汚染〟はすべてゼロとなる。

それだけではない。残留農薬のない作物の風味、栄養は数倍、数十倍と跳ね上がる。

とうぜん、農薬を使わない作物は、生命力が増進される。

だから、化学肥料も無用となる。つまり、化学肥料代などもゼロ！　生産コストが大幅に下がるのはいうまでもない。世界は「有機農業は高くつく」、と思いこまされている。

――しかし、自然界を見るがいい。

あらゆる植物は農薬も肥料もないのに、見事に生き生きと旺盛に繁茂、成育している。

この大自然の生物たちを見ると、農薬まみれ、化学肥料づけの農業が、いかに狂ったものであるかを、つくづく思い知らされる。

ネオニコ農毒、日本人だけ地上から抹殺する陰謀？

欧州の2500倍〝毒〟を飲まされる

「残留基準はEUの2500倍！」「日本茶は農薬まみれ」

『週刊現代　2021年6月5日号』（講談社）の見出しに、衝撃が走った。

それは、大反響を呼んでいる「飲んではいけないシリーズ」の一環として掲載された。

同誌は、ズバリ指摘する。

「……日本の残留農薬に対する規制は、海外に比べ非常にゆるいことがわかります」

（『諸外国における残留農薬基準値に関する情報』農林水産省HPより）

まず、〝ネオニコチノイド〟系農薬のひとつ、ジノテフランの例をあげる。

「……EU（欧州連合）では、1kgあたり0・01mgが基準値として設定されていますが、日本では25mgとなっており、2500倍もの量の使用が認められています」

つまり、日本茶にはヨーロッパ基準の２５００倍もの農薬残留が認められている！

まさに、仰天戦慄《せんりつ》の値というしかない。

さらに、「その他の〝ネオニコチノイド〟系農薬イミダクロプリド２００倍、アセタミプリドは６００倍もの量の使用が容認されている」（同誌）

ヨーロッパ人も日本人も、同じ人間である。農薬の毒性は、等しく襲いかかる。

なのに、日本人だけは、欧州人の２５００倍もの残留農薬を〝飲まされる〟……。

あなたは、耳を疑い、眼を疑ったはずだ。

さらば！　ペットボトルのお茶

「……緑茶はヘルシー！」というイメージが世界的にある。

だから、自動販売機でもペットボトル入りのお茶が、よく売れている。

その売り上げは、一時人気のあったコーヒー飲料をしのぐほどだ。

しかし、ヨーロッパの残留基準２５００倍も有毒農薬が残留している……!?

わたしは同記事を読んで以来、ペットボトルのお茶をピタリとやめた。

「お～いお茶」も「伊右衛門」「綾鷹」も、いっさい口にしない。

さらに、市販茶もいっさい買わない。飲まない。

■もう完全無農薬でなければ買わない、飲まない

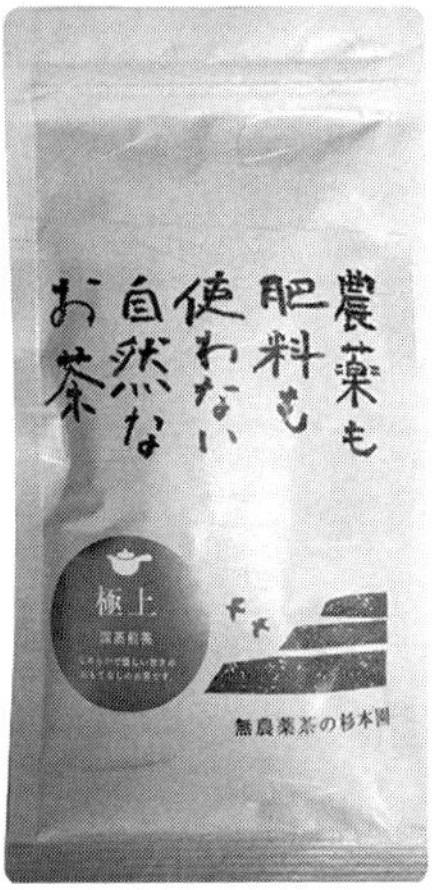

【写真2】

そのかわり、無農栽培のお茶を通販で買って飲むようにしている。

たとえば——「農薬も肥料も使わない自然なお茶」（杉本園、無農薬・有機深蒸し煎茶）【写真２】。

急須で入れる深い緑色だ。

そして、ペットボトルのお茶とまるで味わいがちがう。まろやかで、やさしい、奥深い風味に感動すらおぼえる。

じつに心が落ち着く。

これが、本当のお茶の味わいなのか……。

まさに、朝の茶事のひとときである。

もはや、わたしの舌はペットボトルのお茶など、受けつけなくなっている。

飲み込めない。舌が、体が、拒否反応を示すのだ。

あの不自然な渋味、苦味は、大量残留した農薬の〝味わい〟なのだろう。

無農薬のお茶の奥深い風味に感動

「……有機栽培、無農薬のお茶なんて、あるの？」

ところが、全国で数多くの有機栽培、茶農家が、がんばっている。

ネットで「無農薬のお茶」と検索すると、数多くヒットする。

手間ひまかけて栽培しているだけに、やや割高だ。しかし、その極上の風味と安全性は、なにものにも代えがたい。まさに、日本人に生まれてよかった……と思える。

体中に染み込む安心、安全な緑茶の風味を堪能してほしい。

お手ごろ価格の有機栽培茶もある。ネットで検索して、いろいろ試してほしい。

これだ！と思えるお茶に出会ったら、まとめ買いをおすすめする。

これは日本民族に対する〝殺意〟だ

政府は、日本茶に、ヨーロッパ基準の２５００倍もの有毒農薬残留を許可している。

正気の沙汰とは思えない亡国政策だ。日本人に「死ね！」と言っているのに等しい。日本民族を地上から抹殺しようとする、まさに、背後に悪魔的な意志を感じる。

その意味で、『週刊現代』（前出）の告発は、称賛に値する。

マスコミも勇気を出せば、ここまでできる。その指摘は、日本茶だけにとどまらない。

「……もともと、日本の農薬規制がゆるいのは茶葉に限った話ではなく、私たちが毎日口にするコメや大豆に対しても、大甘な基準値が定められています。しかし、その中でも茶葉は、コメの１２５０倍のチアクロプリド、大豆の５００倍のチアメトキサムの使用が認められている」（同誌）

どうして、日本人の毎日の飲み物である茶葉にだけ、大豆やコメの５００～１２５０倍もの有毒農薬の残留を〝特別許可〟しているのか？

お茶は、いうまでもなく熱湯を注いで煎じて飲むものだ。

残留農薬は、そのまま、煎じたお茶に移行する。欧州の２５００倍残留する。

なら、欧州の２５００倍、有毒農薬を体内に取り入れてしまう。

大豆やコメの５００～１２５０倍とケタ外れの残留を認めていることも狂気だ。

これは、まさに日本人に対する〝殺意〟としか、いいようがない。

「うつ」「記憶障害」「多動」「発達障害」「発ガン」

すでに日本人全体が〝被害者〟

この〝ネオニコチノイド〟系農薬、どれほど人体に危険なのか？

『週刊現代』(前出)は、次のように解説している。

「……農薬・化学物質が引き起こす疾患に詳しい群馬県・青山内科小児科医院の青山美子医師が語る。『〝ネオニコチノイド〟は、ニコチン同様に、かんたんに人間の脳内に入り込みます。人体にはニコチン性アセチルコリン受容体があり、体内に入り込んだ〝ネオニコチノイド〟は、これと結びつくのですが、この受容体が特に脳に多く存在するためです』(青山医師)」

つまり、昆虫の神経系も、ヒトの神経系も同じなのだ。

だから、〝ネオニコチノイド〟農薬で虫が狂うのと同じように、人間も狂う。

「……そのため、茶葉を通して摂取することで、人間にたいしても農薬・精神疾患を起こすと考えられています。その症状は、『うつ』『短期記憶障害』や『多動』といったものです。さらに、妊婦が摂取することで、胎児の脳の発達障害を引き起こす可能性も危惧されています」（同医師）

これらの症状は、近年、日本人に急増している。

とくに、若い人たちに、その症状ははなはだしい。それらは、ある意味、日ごろ飲んでいるペットボトルのお茶などに起因しているのではないか？

NPO法人「暮らしの安全基金」代表の小若順一代表は、その発ガン性も警告する。

「……〝ネオニコチノイド〟農薬の中でも、チアメトキサムは、肝細胞ガンの増加、チアクロプリドは、子宮腺ガンの発生頻度の増加につながることが、内閣府食品安全委員会の農薬評価書に記されているのです」

日本人は発ガン農薬を、ヨーロッパの2500倍も飲まされている。

なら、ガンが多発するのも当然だ。

お茶農家は、絶対飲まない

「……一般には、知られていませんが、茶葉は収穫後には、いっさい洗われず、そのまま蒸されて製茶工程に入ります。そうして作られた茶葉をお湯に入れ、出てきたお茶を飲む。つまり、農薬が散布された茶葉が原料のお茶を飲むのは、〝農薬〟を飲んでいるようものなのです」（同誌）

同誌は、最後に、お茶農家を取材し、以下のコメントを載せている。

「……現在、一般的な茶葉農家は、年に10回以上も〝ネオニコチノイド〟系農薬を散布しています。消費者の方には悪いですが、安い茶葉は農薬まみれの粗悪な作り方をされている。そのため、私たちお茶農家は、そんな農薬を使用したお茶を絶対口にしません。自分の子どもにも、体に悪いから絶対に飲んではいけない、と伝えているほどです」

フェイクだ！　デマだ！　業界大パニック

この記事に、ショックを受けたのは、消費者よりも、業界の方だった。

かれらは、一種のパニックに陥った。まさに、蜂の巣をつついたような騒ぎ……。

ヨーロッパの２５００倍も農薬残留基準を、ゆるくしていたことがバレた……。

「フェイクだ！」「デマだ！」「反論しろ！」……とブザマな狼狽ぶりをみせている。

しかし、欧州の２５００倍も残留毒性をゆるくした〝理由〟は、説明できない。

ハッキリ言おう。日本政府は、まさに闇勢力の傀儡《かいらい》（操り人形）にすぎない。

「……日本民族を地上から抹殺するためですよ」

「……〝緑の列島〟は、私どもが、いただきます」

悪魔の走狗《そうく》に堕落した、農水役人、農薬業界の連中に告げる。

「安全だ！」というなら、EUの2500倍農薬残留茶を、毎日、毎日……死ぬまでガブガブ、目の前で飲んでみせろ！　その顔は、例外なく、恐怖でひきつるだろう。

世界でミツバチが絶滅……「沈黙の夏」が始まった

ミツバチの羽音が聞こえない

わたしは、2008年、すでにこの〝ネオニコチノイド〟農薬に警鐘を鳴らしている。それが、『悪魔の新・農薬「ネオニコチノイド」』（三五館）だ【写真3】。

サブタイトルに注目してほしい。

「ミツバチが消えた『沈黙の夏』」「この神経毒が、もう食卓に出回っている！」

〝ネオニコチノイド〟が、世界的に知られるきっかけとなったのが、ミツバチ絶滅だ。

この農薬の別名が〝ビー・キラー〟（ミツバチの殺し屋）。

この本のプロローグは「『沈黙の春』の続編が始まった……」。

『沈黙の春』（サイレント・スプリング）は、農薬汚染を告発したレイチェル・カーソン女史の歴史的名著である。

「……自然は、沈黙した。うす気味悪い。鳥たちはどこへ行ってしまったのか。みんな不思議に思った。裏庭の餌箱は、からっぽだった。ああ、鳥がいた、と思っても、死にかけていた。ぶるぶる体を震わせ、飛ぶこともできなかった。春が来たが、沈黙の春だった……」（『沈黙の春』新潮社）

化学農薬の大量散布は、鳥たちを死滅させ、〝沈黙の春〟をもたらす。

そして、新農薬〝ネオニコチノイド〟は、ミツバチを絶滅させ、〝沈黙の夏〟をもたらしている。

■「沈黙の夏」日本中からミツバチが消えた……

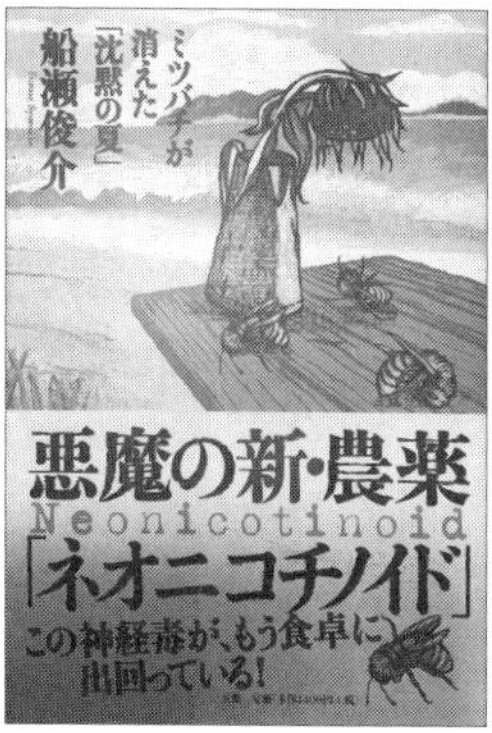

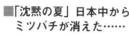

【写真3】

もはや、夏になっても、ミツバチの羽音は、まったく聞こえない。

全米4分の1のミツバチが消えた

「……いまから50年前のカーソン女史の予言を、もはや笑う人はだれもいない。われわれ現代人のほとんどは、すでに『沈黙の春』のなかで生きているからだ。『序章』に次の一節があった」(『悪魔の新・農薬「ネオニコチノイド」』)

りんごの木は、あふれるばかり花をつけたが、耳をすましても蜜蜂の羽音もせず、静まりかえっている。花粉は、運ばれず、りんごはならないだろう。

「……この予告は、恐ろしいほどの正確さで、的中した。2006年には、わずか半年で、アメリカ全土のミツバチの4分の1が消滅した。この元凶は、殺虫剤である。それも、〝ネオニコチノイド〟という新農薬が主犯だ。ミツバチの大量死は、わが国をはじめ、地球全土に拡大している。フランス政府は、この殺虫剤の使用を全面禁止した」(同書)

フランス最高裁、販売禁止の判決を下す

「……花の季節なのに、ミツバチの羽音が聞こえない。現在、そのような異変が地球規模で多発している。『蜂群崩壊症候群（ＣＣＤ）』――。アメリカでは、２００６年、22州でミツバチが消えた。全米でミツバチの４分の１がこつぜんと姿を消したのだ。２４０億匹近いミツバチが消滅したミステリー。被害総額は、全米で数百億ドルに達した。その引き金となったのが〝悪魔の農薬〟ネオニコチノイドだ。日本でも、その〝毒〟で一夜にして数千万匹のミツバチたちを死なせた養蜂家は、こう断言する。『これまでの農薬が手榴弾としたら、この〝悪魔の農薬〟は原爆だ』」（同書）

それは、どういうことか？

「……それまでの農薬は、散布場所から１００ｍ以内に近付かなければ、ミツバチは安全だった。ところが、〝ネオニコチノイド〟は半径４㎞以上を汚染する。そして、無色、無臭……。見えない霧となって忍び寄る。しかし、ハチもヒトも気づかない。そして、大量死したミツバチの死骸から、〝ネオニコチノイド〟系農薬が検出されている。因果関係は明らかだ。フランスでは、最高裁判所が〝ネオニコチノイド〟系農薬が、『蜂群崩壊症候群』の原因になったと判定し、販売禁止の判決を下した。農業大国の同国が、この〝悪魔の農薬〟

禁止を打ち出した意味は大きい」(同書)

ミツバチが絶滅すれば、世界の農業は壊滅する

全米で1兆8000億円の損失

一部、環境学者たちは、ミツバチの異常死を「地球滅亡」のサインと受け止めている。この恐怖には、根拠がある。ミツバチは、別名「環境指標生物」と呼ばれる。自然界の変化を真っ先に感知する生物だからだ。

「……さらに、地球上の数多くの植物がミツバチによって受粉している。これら虫媒《ちゅうばい》植物にとって、ミツバチの全滅は、みずからの死滅をも意味する。農作物もリンゴ、アーモンド、ブロッコリー、ブルーベリー、アボカドなど90種類以上がミツバチによる受粉に依存している。受粉による増産効果は、全米だけで150億ドル(約1兆8000億円)。驚倒す

る金額だ。たかが虫と侮《あなど》るなかれ。ミツバチたちは花蜜の採集のほかに、これほど目に見えない経済効果を上げているのだ」(同書)

農薬ジレンマ、害虫よりヒトが死ぬ

なぜ、このような有害無益の農薬が、登場してきたのか？

その背景には、〝農薬ジレンマ〟がある。

それまで、世界の農薬の主流は、有機リン系農薬だった。しかし、害虫を一種類の殺虫剤で駆除するうちに、害虫はその農薬に対して耐性を獲得してくる。

たとえば、Aという農薬で99％の害虫を駆除できた、とする。しかし、残り１％は、自らのＤＮＡを変化させて、Ａの毒性に耐性を得る。そして、生き残った１％の害虫が大増殖する。翌年、農薬Aを散布する。すると、害虫にとって、その毒性は、カエルの面になんとやら……で、まったく効かない。だから、さらに毒性が強力な農薬Bを投与する。するとと、99％は全滅する……が、残りの１％が耐性を獲得して……という、イタチゴッコがくり返される。

害虫は、一年一世代で耐性を獲得する。しかし、人間はそうはいかない。

農薬の毒性が年々、強力になり、害虫より人間がダメージを受けるようになる。

これが、農薬ジレンマの悲喜劇だ。

効果は期待外れ、自然農法に完敗

この農薬ジレンマを克服する。

そのため、業界のニュー・フェイスとして登場してきたのが、〝ネオニコチノイド〟系農薬だ【図版4】。しかし、その効果は、あまりにも期待外れだった。

【図版5】は、「〝ネオニコチノイド〟農薬の〝殺虫効果〟も10日あまりで、元どおりとなってしまうことを示している。

【図版6】でも、自然な「天敵農法」のほうが、〝ネオニコチノイド〟に完勝している。

しかし、このような決定的な証拠を、農薬業界は完全に隠蔽している。これらも、

●図版4：有機リンとネオニコなど危険な農薬の変遷《へんせん》

農薬の種類	1950年代	1960年代	1970年代	1980年代	1990年代	2000年代	2010年代
		レイチェル・カーソン『沈黙の春』で農薬の危険性を警告!		コルボーンら『奪われし未来』で農薬の環境ホルモン作用を指摘		ミツバチ・トンボが消えた!"沈黙の春"が現実に	
有機塩素系	●―――	―――	→ DDT/BHC				
有機リン系	●―――	―――	→ パラチオン				
有機リン系	●―――	―――	―――	――― マラソン	―――	―――	――→
有機リン系		●―――	―――	――― フェニトロチオン	―――	―――	――→
カルバメート系	●―――	―――	―――	――― カルバリル	―――	―――	――→
ピレスロイド系				ベルメトリン ●―――	―――	―――	――→
ネオニコチノイド系					イミダクロプリド ●―――	―――	――→
ネオニコチノイド系					アセタミプリド ●―――	―――	――→
ネオニコチノイド系						クロチアニジン ●―――	――→
ネオニコチノイド系						ジノテフラン ●―――	――→
フェニルピラゾール系					フィプロニル ●―――	―――	――→

出典：『新農薬ネオニコチノイドが脅かす　ミツバチ・生態系・人間［改訂版（3）2016］』
（発行：NPO法人　ダイオキシン・環境ホルモン対策国民会議）より

●図版5：“殺虫効果”も10日あまりで元通り！

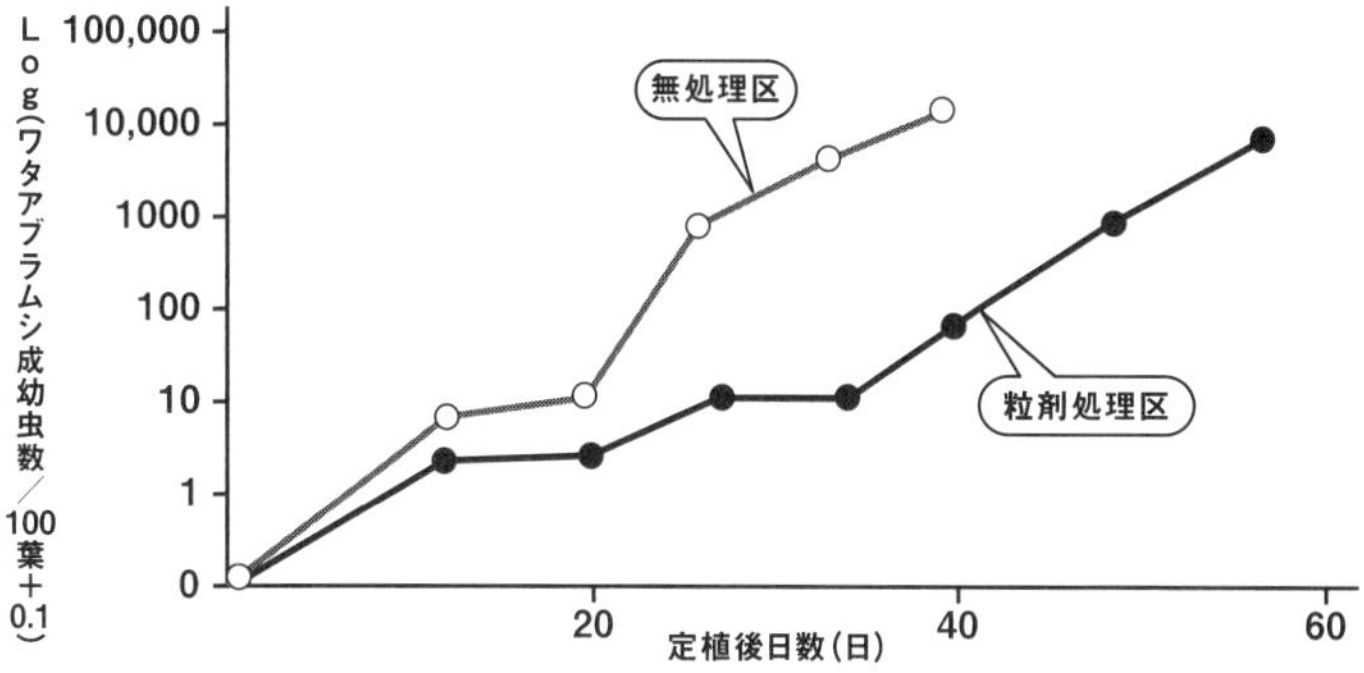

ワタアブラムシに対するネオニコチノイド系(ニテンピラム)粒剤の効果

出典：『悪魔の新・農薬「ネオニコチノイド」』三五館

●図版6：ワタアブラムシに対するコレマンアブラバチの密度抑制効果

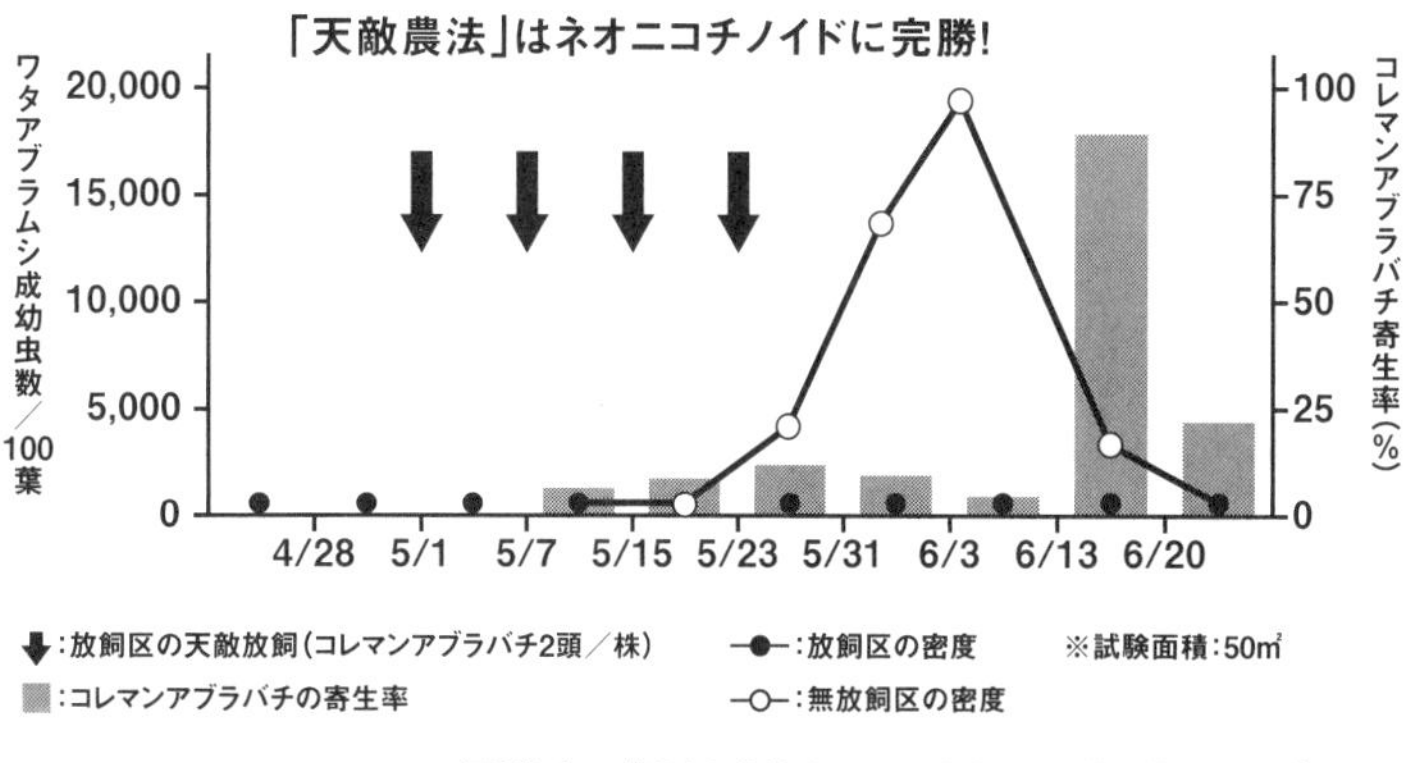

※行徳裕氏ほか「環境負荷低減のための病害虫高度管理技術の開発」より抜粋

出典：『悪魔の新・農薬「ネオニコチノイド」』三五館

〝かれら〟にとっては、不都合な真実なのだ。

呼吸困難、体重低下、流産……鳥や水生動物にも被害

害虫はわずか2年で耐性獲得

『悪魔の新・農薬「ネオニコチノイド」』執筆で、海外より超一級の資料を入手した(『Journal of Pesticide Reform』(邦題『農薬改良ジャーナル』2001年、春号。第21巻1号)。

おそらく、これをしのぐ情報源は、ほかに存在しないだろう。

取り上げられているのは、代表的な〝ネオニコチノイド〟系農薬「イミダクロプリド」。

まず、報告されている毒性の数々に、絶句する。

(1)急性毒性:実験動物が「イミダクロプリド」に暴露したときの症状——。それは、無

気力、呼吸困難、運動失調、体重低下、けいれん……など。神経系が侵されるためだ。

「長期にわたって暴露されると、体重増は阻害され、甲状腺機能障害を引き起こす」（同誌）

（2）生殖毒性：妊娠した実験動物が同剤に暴露すると、流産が増え、生まれても低体重児が増える。

（3）遺伝子損傷：農業での同薬剤使用は、作物にＤＮＡ反転と呼ばれる遺伝子損傷の一種を増加させる。

（4）鳥類被害：同剤は、ある種の鳥類に、急性毒性を発揮する。それは、スズメ、ウズラ。カナリア、ハトなど。散布により、すでにウズラは毒物汚染され、殺されている。また、卵の殻が薄《うす》くなる被害も発生している。

（5）水生動物：小エビは１ｐｐｂ（ｐｐｂ：10億分の１）以下という超低濃度で、成長と大きさが阻害される。そして、エビや甲殻類は、60ｐｐｂで死滅する。

（6）土壌汚染：同剤は、土壌に残留する。ミネソタ州での野外テストでは、一年間使用で土壌濃度が減少することはなかった。同剤は土壌中を移動する。よって、ＥＰＡ（米環境保護庁）が懸念する水質汚染源となりうる。

（7）農薬耐性：害虫類の同剤に対する「耐性獲得」は重大な関心事のひとつだ。ミシガン州でのジャガイモ作付け農地では、コロラド・ポテト甲虫が、同剤使用からわずか２年で耐性を獲得している。

以上——。

〝ネオニコチノイド〟農薬は、まさに、ありとあらゆる毒性デパートだ。

精子の奇形多発！　不妊症になるぞ

〝ネオニコチノイド〟系農薬の、盲点のひとつが添加物の毒性だ。

添加物を加えて、殺虫剤「ゴーショ」を製造すると、神経毒性は2倍以上となっている【図版7】。これら、添加物は〝企業秘密〟の壁に阻まれ、何が使われているかも不明。さらに、深刻な暴露被害が、生まれる。それは子どもの発育障害だ。

〝ネオニコチノイド〟農薬を投与したラットから産まれた子どもは、体重が半分に激減している【図版8】。

ウサギの実験では、流産が2・5倍と爆発的に増えている【図版9】。

エビなど水生動物にも、明らかに成長障害が発生している【図版10】（72ページ）。

さらに、衝撃的なのが、精子への攻撃だ。【図版11】（72ページ）は、土壌中の「イミダクロプリド」濃度とミミズ精子の奇形発生率の関係を示している。明らかに土壌中濃度と精子奇形は、比例している。

●図版7:“有毒”添加物で「市販殺虫剤」の神経毒性は2倍超に!

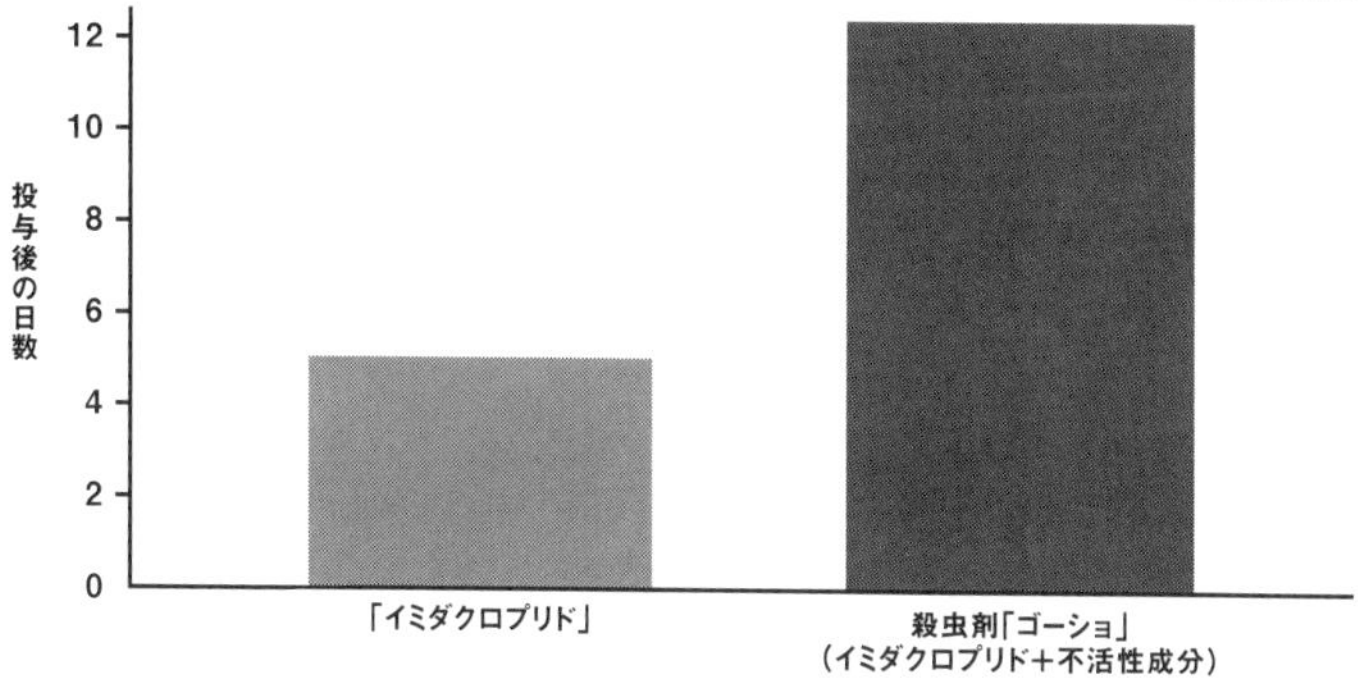
12
10
8
6
4
2
0
投与後の日数
「イミダクロプリド」
殺虫剤「ゴーショ」
(イミダクロプリド+不活性成分)

「イミダクロプリド」単体では急性神経症状は5日で治まるのに、
有毒添加物を配合した商品「ゴーショ」は中毒症状が12日間も続いた。

出典:米環境保護庁、農薬・毒物防護局 1992年

●図版8:生まれた子どもの体重比較

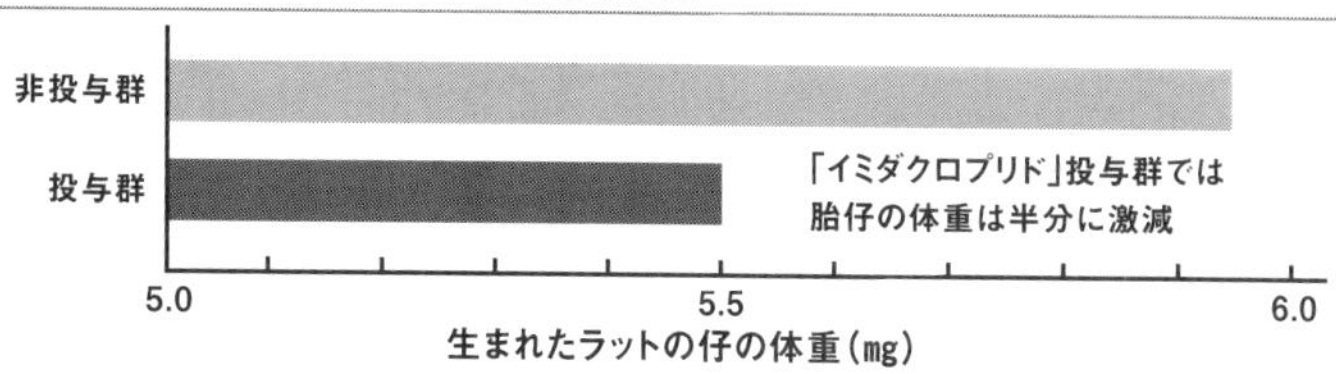
非投与群
投与群
「イミダクロプリド」投与群では
胎仔の体重は半分に激減
5.0
5.5
6.0
生まれたラットの仔の体重(mg)

●図版9:流産発生率の比較

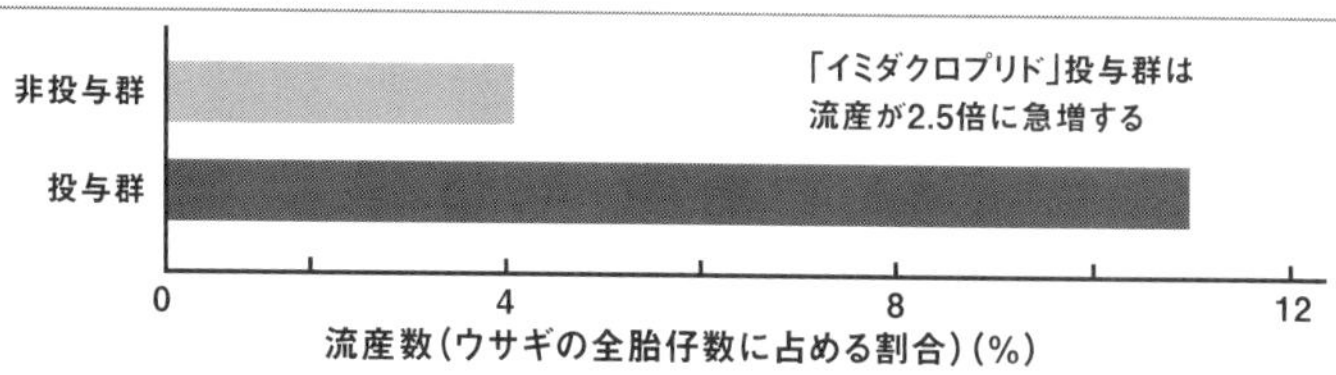
非投与群
投与群
「イミダクロプリド」投与群は
流産が2.5倍に急増する
0
4
8
12
流産数(ウサギの全胎仔数に占める割合)(%)

出典:米環境保護庁、農薬・毒物防護局 1993年

●図版10：超低濃度（0.3ppb）でもエビに成長障害が！

「イミダクロプリド」0.3ppb添加した水で28日間飼育したエビの比較 ※ppb：10億分の1

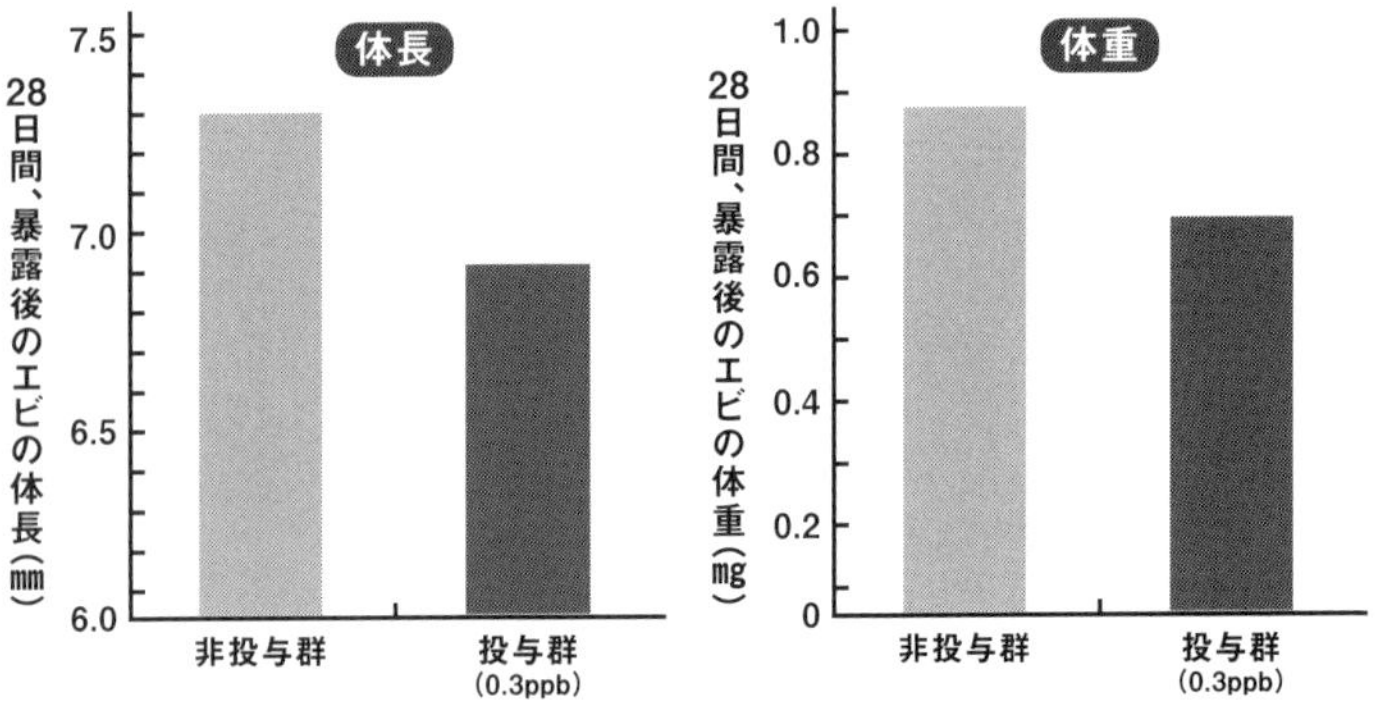

出典：米環境保護庁、農薬・毒物防護局 1992年

●図版11：「イミダクロプリド」で、ミミズの精子に奇形発生！

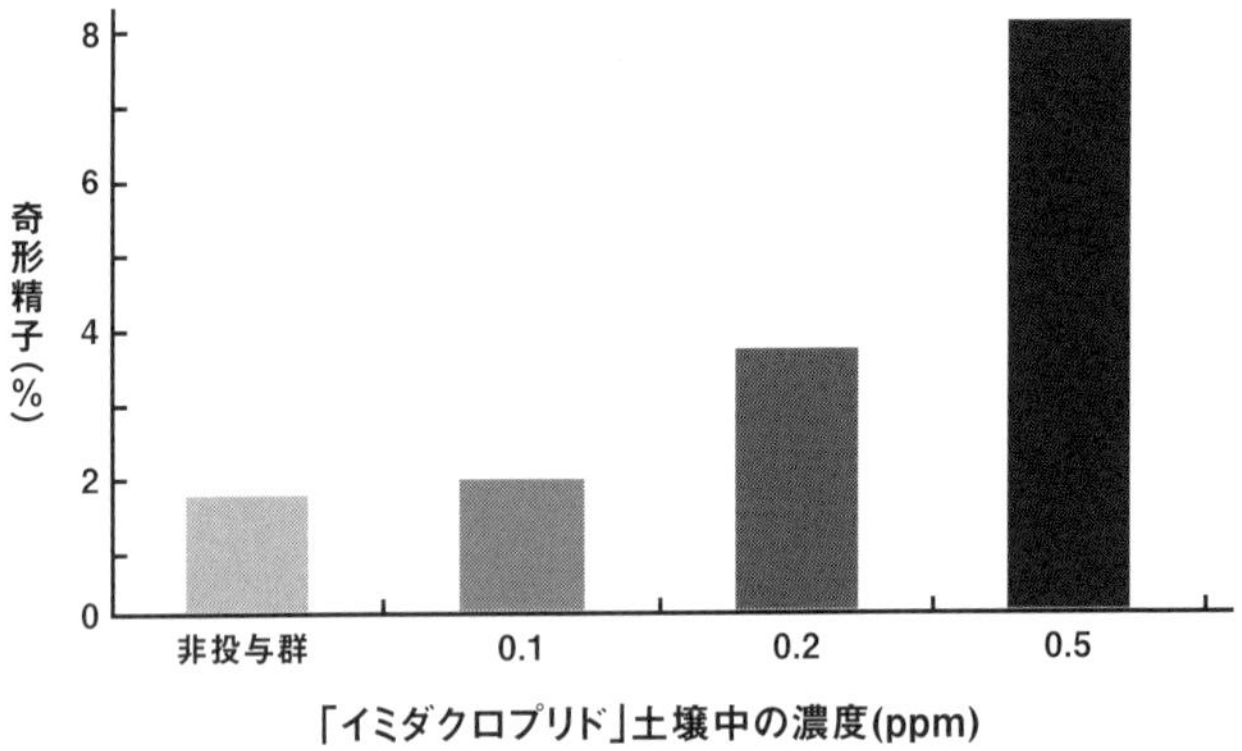

出典：Luo,Y、二種・新型農薬によるミミズへの毒性研究 1999年

●図版12：特定不妊治療費助成事業の助成件数の年次推移（全国）

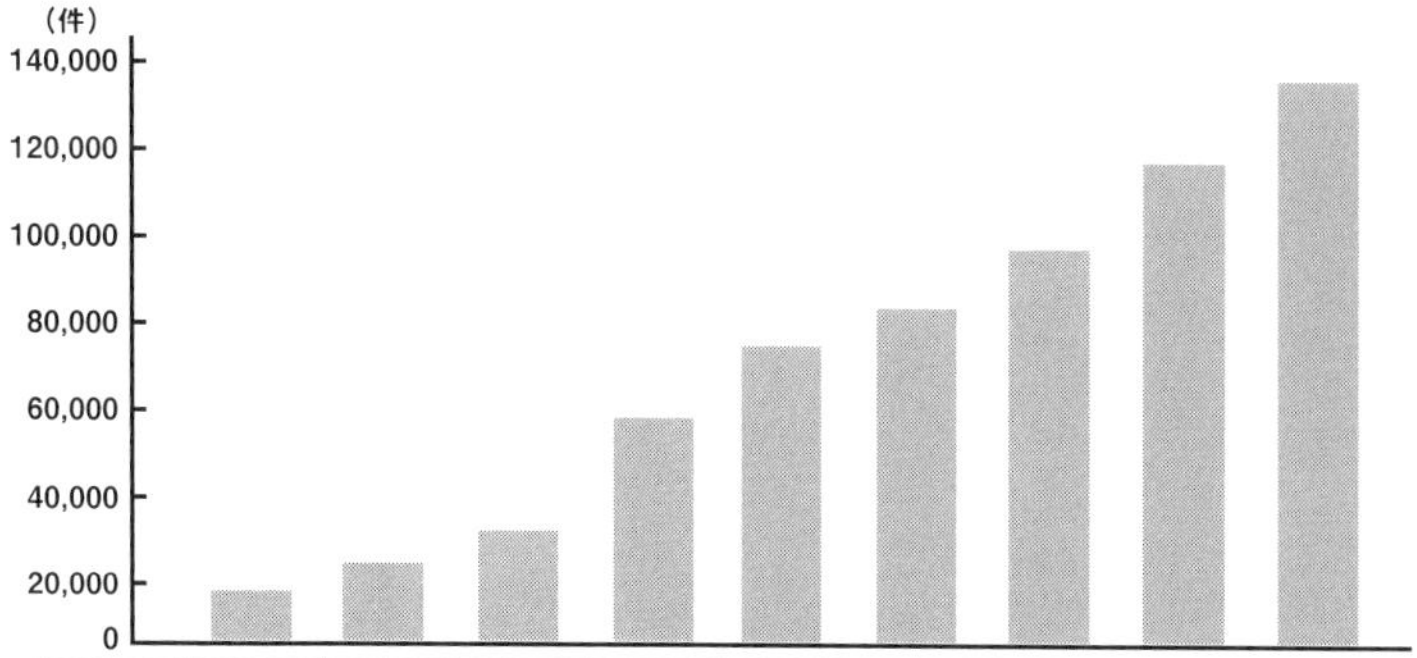

助成年度（平成）	16年度	17年度	18年度	19年度	20年度	21年度	22年度	23年度	24年度（速報値）
助成延件数	17,657	25,987	31,048	60,536	72,029	84,395	96,458	112,642	134,881

※平成25年6月28日時点の暫定的な集計を行ったもの

これは、そのまま、ヒトの不妊率と重なる。最近、若いカップルに不妊症が激増している【図版12】。

ペットボトルのお茶を飲んでいたら、結果的に不妊症にすらなりかねない。

――以上、業界でもトップシークレットのネオニコチノイド系農薬の毒性を暴いてきた。

日本の農薬業界にも、これほどの情報はないのではないか。

このような、〝毒のカタマリ〟とも言うべき農薬をヨーロッパの2500倍も残留を認める！

それは〝日本人みな殺し計画〟と言われてもしかたないだろう。

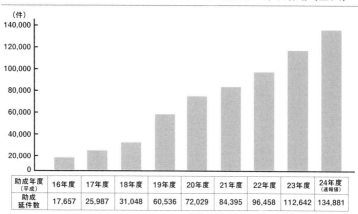

ネオニコ農薬が増えると、自閉症が急増した

農薬2・5倍、自閉症も2・5倍増！

〝ネオニコチノイド〟はミツバチも人間も狂わせる。

現れる症状は、自閉症や精神障害だ。じっさいに、ネオニコ農薬の出荷量が増えるほど、日本における自閉症などの情緒障害児が急増している【図版13】。

ネオニコ農薬は、２０００年頃から急増し、２００８年には約2・5倍になっている。

そして、子どもたちの自閉症などは２００６年から２０１４年の8年間で、やはり2・5倍増だ。農薬使用が増加すると、約6年遅れで、子どもたちの神経障害が急増している。

約6年のタイムラグは、まさに〝農毒〟の体内蓄積期間なのだろう。

この子どもの精神障害の急増は、日本だけではない。

●図版13：急増する日本のネオニコチノイドの出荷量と自閉症・情緒障害児の増加

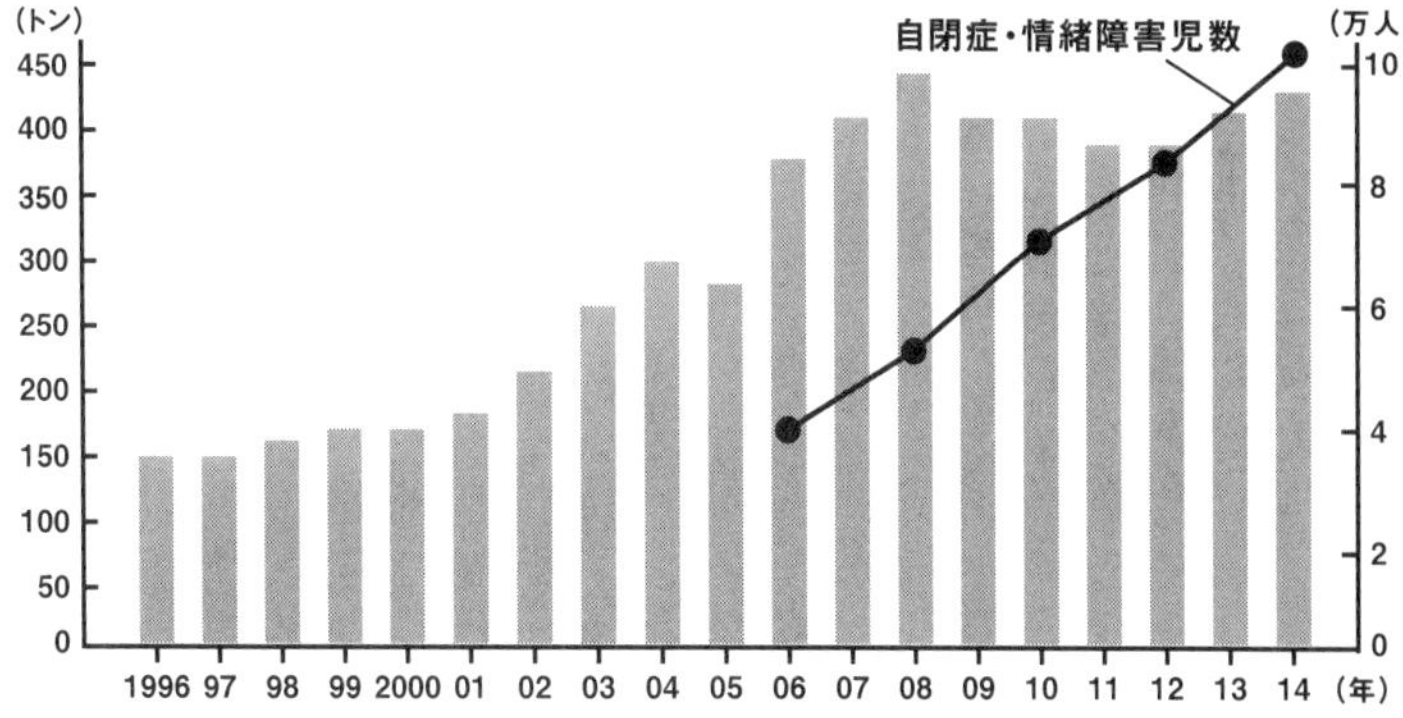

右目盛りの人数は全児童約1000万人当たり

出典：国立環境研究所データベース（成分）；2016年文科省資料より

「……不気味な現象が、世界各地で起きています。子どもの発達障害、特に自閉症の増加です。小学校入学後に『自閉症』と診断される子どもは、米国、カナダ、フランス、ドイツ……デンマーク、オランダ、韓国、そして日本で、この10〜20年間で、右肩上がりで増えています」（平久美子氏、東京女子医大、非常勤講師）

――子どもたちの体や心が、見えない〝毒〟で壊されていく。

背後に「悪魔的意志」が潜んでいるとしか思えない。

有機リン系と違う新たな症状

ネオニコ農薬は、お茶だけに使われるのではない。

わたしは『買うな！ 使うな！ 身近に潜むアブナイものPART2』（共栄書房）で、2016年から警鐘を鳴らしてきた。

人々の異変に真っ先に気づいたのは、群馬県前橋市で開業する青山美子医師（前出57ページ）だ。

「……2003年以降、診療所に奇妙な患者が次々に訪れるようになった。その症状は『指先のふるえ』『短期の記憶障害』『腹痛・胃痛』など……」（同書）

群馬県は、全国にさきがけて有機リン系農薬、殺虫剤を中止したことで知られる。

青山医師も、有機リン農薬の中毒を憂慮し、空中散布中止を訴え続け、ようやく中止を勝ち取った。ところが、喜びも束の間、群馬県は、有機リンに変わって、新しく〝ネオニコチノイド〟系殺虫剤を導入したのだ。ニューフェイスの白い霧が、まず近隣の松林を覆い始めた。農薬名は「アセタミプリド」。散布理由は「マックイムシ予防・駆除」という。

青山医師は、それまで有機リン系農薬の中毒患者には、点滴を施し解毒してきた。

しかし、2003年頃から、突然、その解毒治療が効かない患者が殺到してきた。

それどころか、点滴で急性心不全を起こした患者が10例以上出た。

有機リン系とは、その心電図波形が、明らかに異なる……。

理解不能の殺人事件も起きる

その新たな症状は――

▼手が震えて字がまともにかけない。
▼心臓が、バクバクと脈打ち苦しい。
▼ほんの少し前までの記憶がない！
▼怒りが激しく、他人を傷つける。
▼気分が沈みこみ、うつ状態になる。

「……このままでは、理解不能の殺人事件すら起こりかねない」

青山医師らは、本気で危惧した。

異様な症状は、群馬県が新たに導入したネオニコ農薬による症状と合致していた。

これら衝撃的な症例報告を受けて、全国の農薬中毒や化学物質過敏症の患者でつくる「環境病患者会」は、2005年、国や県に「ネオニコチノイド農薬の使用中止要望書」を提出。

2008年、ついに群馬県ではマツクイムシ駆除での散布は全廃された。

こうして、青山医院への来院患者も一時的に減少した。

国産果物は食べるな！ 子どもに急性中毒！

「健康のため」食べさせた悲劇

しかし――、再び、似た神経症状の患者が、次々にやって来るようになった。
青山医師が、その生活を徹底調査した結果におどろいた。
新しい患者たちに共通するのは「国産果物やお茶を大量にとっていた！」ことだった。
たとえば――、

●図版14：農薬が原因でいろいろな病気や障害が起こる

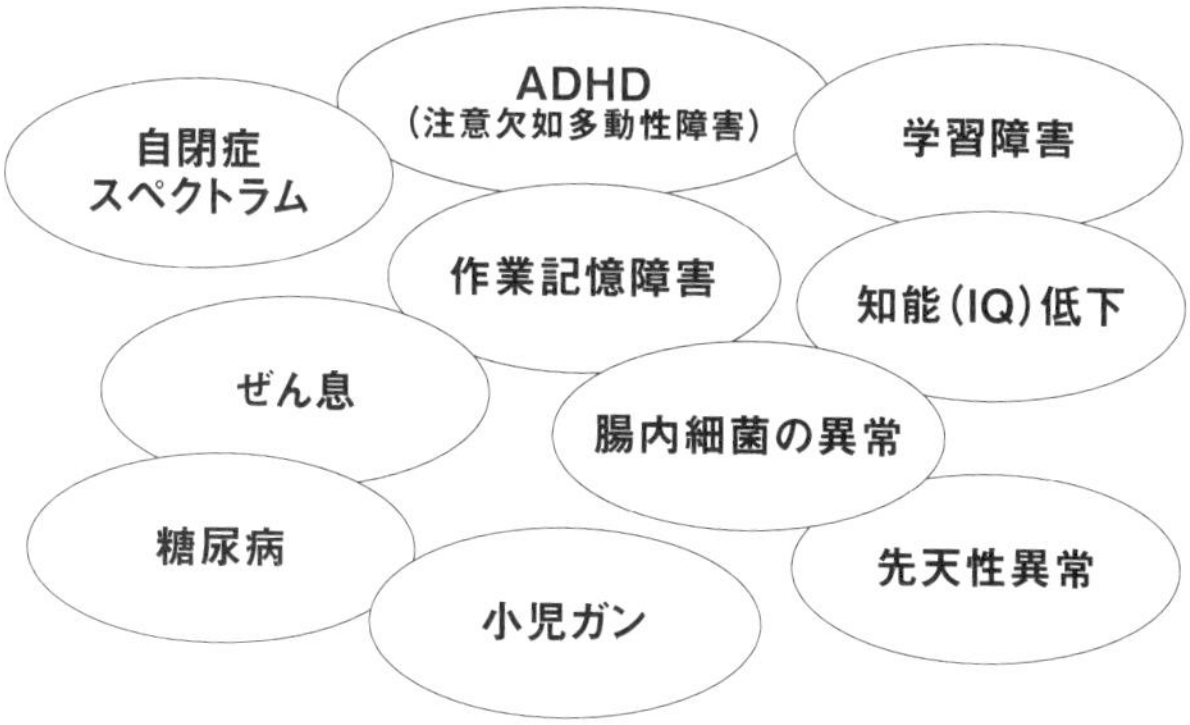
ADHD
（注意欠如多動性障害）
自閉症
スペクトラム
学習障害
作業記憶障害
知能（IQ）低下
ぜん息
腸内細菌の異常
糖尿病
先天性異常
小児ガン

出典：『食べもの通信』2017年12月号 家庭栄養研究会

▼8歳男児：「健康のために」、母親がナシとリンゴを毎日、食べさせていた。

▼3歳男児：ブドウ狩りの翌日に、ブドウジュースをつくって飲ませた。

▼25歳女性：イチゴ狩りに行き、イチゴを大量に食べたら神経症状が出た。

その他、「ペットボトルのお茶を水代わりに、ガブ飲み」していたら、やはり発症した、という患者もいた。

「……いずれも、患者たちの尿を検査すると、例外なく、アセタミプリドの分解物が検出された。治療で解毒を行い、果物・緑茶を禁止することで、症状は回復に向かった。〝ネオニコチノイド〟殺虫剤の分解物が検出されており、患者は、中毒症状を起こしたことはまちがいない」（前出『買うな！ 使うな！』）

【図版14】（前ページ）は、これら農薬によって引き起こされる症状、病気だ（出典『食べもの通信』２０１７年12月号）。

平久美子氏も、論文に記載している。

「……（青山医院には）ナシ、リンゴ、モモ、ブドウなど果物やお茶を連日、摂取したあとに、心電図の異常と合わせて、頭痛、全身倦怠、胸痛、動悸、腹痛、筋肉痛、筋脱力、咳、手の震え、記憶障害、発熱などの症状を訴える人が増加し、県外からも患者さんが、来るようになった。女性がやや多く、子どもからお年寄りまで、お茶や果物の接種をやめると、治ってしまう」

ちなみに、フランスのバッソ環境大臣（当時）によれば、同国のネオニコ全面禁止の決断の決め手となったのが、この平氏たちの論文だった、という。

日本の女性研究者たちの一論文が、外国の政府を動かしたのだ。誇りに思う。

それに対して、日本政府の対応は、まさに悪魔勢力の奴隷そのものだ。

日本での、被害多発の背景には、政府の〝ネオニコチノイド〟残留基準の信じられない甘さがある。

それは、もはや〝殺意〟でしかない。

ブドウはＥＵの５００倍、イチゴ３００倍！

その残留基準は「果物：すべて５ｐｐｍ」「茶類：50ｐｐｍ」……と、仰天の値だった。

これに市民グループは猛反発し、猛抗議した。

その結果、２０１０年３月、新基準が設定された。しかし、それでも「リンゴ、ナシ、モモ、トマト」は、ＥＵの20倍、「ブドウ」は、なんと５００倍……という仰天の甘さ。さらに「イチゴ、茶類：３００倍」と、絶句する数値が続く。厚労省は、日本人の農薬耐性は、ヨーロッパ人の３００〜５００倍と本気で思っているのか？


――**日本の果物は、食べてはいけない。**


検査した果物の半数近くにネオニコ系農薬が残留している。

そして、そのＥＵですら、２０１３年、「〝ネオニコチノイド〟は、ミツバチの消滅原因である」と、禁止措置を下している。

フランスも２０１６年、全面使用禁止を法制化した（２０１８年施行）。

「……〝ネオニコ農薬を使い続けていると、いずれ自然界のさまざまな生物が死滅して、農業ができなくなる」

これは、２０１７年９月、カナダで開催された国際自然保護連合（ＩＵＣＮ）の会議での、

●図版15：ネオニコチノイド系農薬 各国・地域での規制（2014年6月時点）

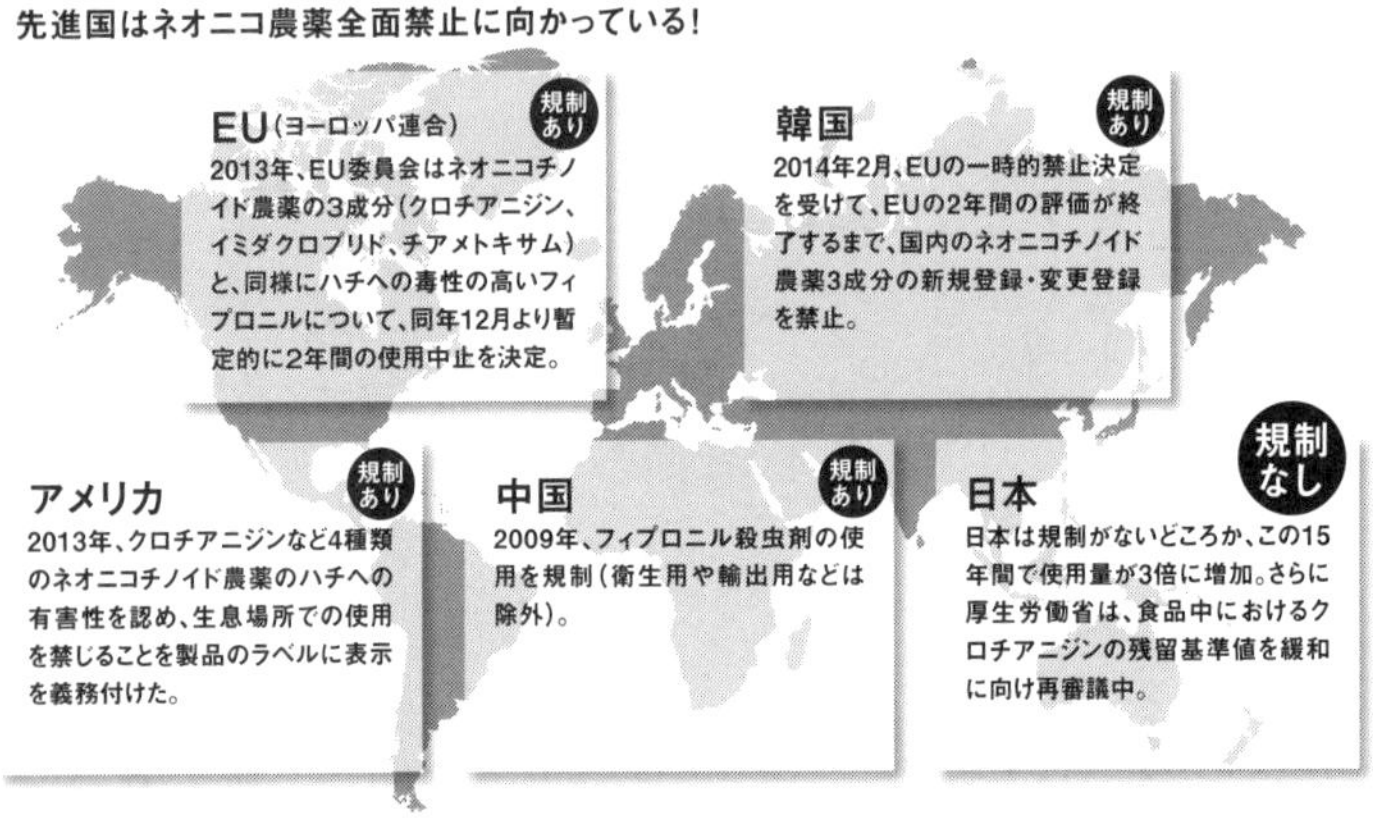
先進国はネオニコ農薬全面禁止に向かっている！
EU（ヨーロッパ連合）
規制あり
2013年、EU委員会はネオニコチノイド農薬の3成分（クロチアニジン、イミダクロプリド、チアメトキサム）と、同様にハチへの毒性の高いフィプロニルについて、同年12月より暫定的に2年間の使用中止を決定。
韓国
規制あり
2014年2月、EUの一時的禁止決定を受けて、EUの2年間の評価が終了するまで、国内のネオニコチノイド農薬3成分の新規登録・変更登録を禁止。
アメリカ
規制あり
2013年、クロチアニジンなど4種類のネオニコチノイド農薬のハチへの有害性を認め、生息場所での使用を禁じることを製品のラベルに表示を義務付けた。
中国
規制あり
2009年、フィプロニル殺虫剤の使用を規制（衛生用や輸出用などは除外）。
日本
規制なし
日本は規制がないどころか、この15年間で使用量が3倍に増加。さらに厚生労働省は、食品中におけるクロチアニジンの残留基準値を緩和に向け再審議中。

出典：『知らずに食べていませんか？ ネオニコチノイド』監修：ダイオキシン・環境ホルモン対策国民会議 編著：水野玲子 高文研

フランス側の学者の警告だ。

【図版15】は世界のネオニコ禁止の動きだ。EU、アメリカ、中国、韓国などが軒並み規制や禁止を打ち出している。2014年の時点でもこの厳しさ。現在では、先進国は、ほぼ全面禁止の状態と言える。

日本だけ逆行は狂気だ。日本もEUなどにならい、即禁止すべきだ。

もはや、日本がネオニコチノイドを野放しにしている理由はまったく見あたらない！

子どもはブドウ一房で危険値突破

しかし――。

「日本は、ＥＵの禁止も無視して、使用許可を続行させている。国民の健康などおかまいなし。日本の大甘の〝基準〟には、戦慄《せんりつ》する。たとえば、子ども（体重25㎏）が、ブドウ一房（５００ｇ）食べただけで、急性中毒を起こす。残留基準上限の５ｐｐｍを食べるとアセタミプリド摂取量は2・5㎎となり、『許容量』１・７７５㎎をはるかに超えてしまう。つまり、結論、『子どもにブドウを食べさせるな！』。同様にイチゴも危ない。ペットボトルのお茶も危険。それどころか、リンゴ、ナシ、モモ、国産果実は、のきなみ危ない！」「日本でも、〝ネオニコチノイド〟全面禁止までは、無農薬栽培以外の果物やお茶は、避けたほうが賢明だ」（前出『買うな！　使うな！』）

それどころか、近年、政府はネオニコ農薬ジノテフランの茶葉残留を旧ＥＵ基準値の２５００倍まで、ゆるめているのだ。

●図版16：作物全体に残留しやすいネオニコチノイド

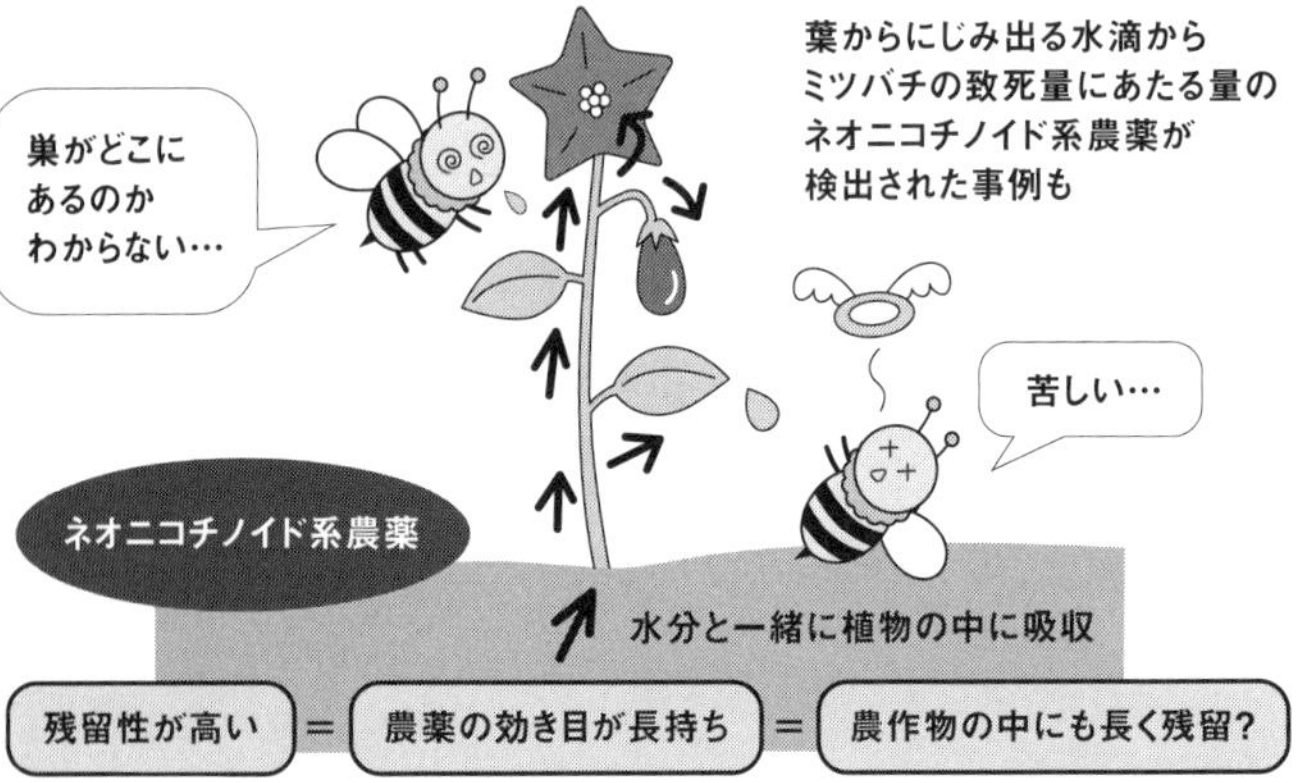
葉からにじみ出る水滴から
ミツバチの致死量にあたる量の
ネオニコチノイド系農薬が
検出された事例も
巣がどこに
あるのか
わからない…
苦しい…
ネオニコチノイド系農薬
水分と一緒に植物の中に吸収
残留性が高い ＝ 農薬の効き目が長持ち ＝ 農作物の中にも長く残留？

出典：『食べもの通信』家庭栄養研究会

洗っても絶対落とせない

　ネオニコ農薬は、これまでの有機リン系などより恐ろしい。それは、水溶性のため作物内部に浸透するからだ【図版16】（出典『食べもの通信』）。

「……植物の葉や茎から直接吸収されます。土壌に散布すると根から吸収されて茎、葉、花、花粉、蜜、果実などにいきわたり、内部から殺虫効果をもち続けます。内部に浸透しているので、野菜・果物を洗っても落とすことはできません」（水野玲子氏、ダイオキシン・環境ホルモン対策国民会議理事）

　よく農薬対策で「一晩水に漬ける」とか「皮をむく」とか、指導される。

しかし、ネオニコ農薬は、内部に浸透しているので、これら〝対策〟もまったく、無力だ。

ベストの対策は無農薬栽培の作物に切り替えることだ。

それ以外、国産果物は食べない。お茶は飲まない。

「健康のため」と信じて食べていた果物やお茶が、体と心を蝕《むしば》んでいたのだ。

イチゴ65回、トマト64回も農薬散布

日本の〝農毒〟使用は正気の沙汰ではない。

それを、証明するのが、ケタ外れの散布回数だ。

水稲22回、ホウレンソウ24回、キャベツ18回……ナス34回に驚いてはいけない。イチゴは、なんと65回、トマト64回も農薬を散布している【図版17】(次ページ)。

そして、コメ、コマツナ、柿などからも軒並みネオニコ農薬は検出されている【図版18】(次ページ)。

●図版17：通常栽培の農薬の使用回数の指導基準（2013年長崎県）

品目	栽培型	節減対象農薬使用回数
水稲	早期	22回
ホウレンソウ	普通期	24回
	周年	8回
キャベツ	冬	16回
	冬・秋	18回
ナス	春どり	34回
	夏・秋	34回
イチゴ	促成	66回
	促成	65回
トマト	促成	64回
	夏・秋	48回

※農薬の使用回数は、同じ日に殺菌剤1成分と殺虫剤1成分の計2成分を一緒に使用した場合は2回とカウント

●図版18：ネオニコ系農薬の残留状況（検出例）

農薬名	検体数/検出数	検出値 (mg/kg)	残留基準値 (mg/kg)
コメ			
クロチアニジン	17/1	0.02	0.7
ジノテフラン	24/14	0.01〜0.13	2
コマツナ			
アセタミプリド	14/5	0.03〜2	5
ジノテフラン	18/15	0.03〜1.6	10
柿			
アセタミプリド	38/33	0.03〜0.09	1
ジノテフラン	23/4	0.01〜0.17	2
チアメトキサム	4/1	0.03	1

出典：農水省・国内産農産物における農薬の使用状況及び残留状況調査 2014年度より

売れない農薬を売りつけろ！　日本人をみな殺しだ！

世界は中止へ、日本は促進とは！

「……日本人を、地上から抹殺せよ！」

地球を支配してきた〝闇の勢力〟は、本気でそう考えているのではないか？

ネオニコ農薬の残留基準が、その意志を物語っている。

【図版19】（次ページ）は、ネオニコ農薬の一種アセタミプリドの残留基準を、ＥＵ基準（旧）と比較したもの。茶葉はＥＵ０・０５ｐｐｍ（検出限界以下）に対して、30ｐｐｍと、なんと６００倍！　実際、ペットボトルのお茶で２・５ｐｐｍ検出した例がある。子どもが８００㎖飲むと、アセタミプリド一日摂取許容量を超える。

日本人みな殺しの悪意がある……。そうとしか思えない。

それは、これらゆるい基準をさらに緩和しているからだ。

●図版19：欧米に比べて異常に高い日本の残留農薬基準

アセタミプリドの残留農薬基準値（ppm）2016年9月現在

食品	日本	EU	食品	日本	EU
イチゴ	3	0.05※	茶葉	30	0.05※
リンゴ	2	0.8	トマト	2	0.2
ナシ	2	0.8	キュウリ	2	0.3
ブドウ	5	0.5	キャベツ	3	0.7
温州ミカン	2	0.8	ブロッコリー	2	0.4
メロン	0.5	0.2	ピーマン	1	0.3

※検出限界以下　ペットボトルのお茶で2.5ppm検出した例があり、子どもが800ml飲むとアセタミプリドの1日摂取許容量（0.071mg/kg 体重/日）を超える

出典：食品安全委員会資料より作成

……２０１３年、ＥＵのネオニコ使用中止直後、同年10月に厚労省は農薬の残留基準を緩和する案を発表している。

ヨーロッパは、自国民の生命と健康のため、この猛毒農薬を禁止した。

そして、日本は逆に緩和したのだ。

そこには、自国民への〝殺意〟以外考えられない。

日本政府は完全に悪魔勢力に乗っ取られたのだ。

「日本民族を抹殺せよ！」

「楽園の緑の列島を奪え！」

〝やつら〟の囁《ささや》きが聞こえる。

コメにも大量残留、新築住宅にも乱用されている

高速選米でカメムシ駆除はもう無意味

すでに、日本人の主食も汚染されている。

主食のコメからも、殺虫剤ネオニコ農薬が検出されているのだ。

市販の玄米２９７検体について（農薬１３１品目）残留検査を行った（農民連食品分析センター、２０１７年２月公開）。

農薬検出率は３割強だが、検出農薬の６割以上が〝ネオニコチノイド〟農薬とは……。

うち、もっとも検出頻度が高かったのは〝ジノテフラン〟で８割を占めていた。

この薬剤は、コメの害虫カメムシ防除に盛んに散布されている。

そのため、コメにもっとも大量に残留する農薬となった。

カメムシは、稲穂が結実する前に、稲の栄養分を吸う。だから、コメに斑点が付き、等

級が下がってしまう。ただ、それだけの理由で猛毒農薬を散布してカメムシを殺している。

しかし、昨今は最新鋭の光選別を行っている。

つまり、サイロに貯蔵されたコメは一粒ずつ高速で光線を当てて選米される。そのとき斑点米は、はじかれ除去される。だから、わざわざカメムシを駆除する必要は、まったくない。一部農協がこの選別テクニックで、安く買い叩いた三等米を特等米にして、差額を荒稼ぎしている。この驚きの裏技を農家も知らない。消費者も知らない。

そして、有毒〝ネオニコチノイド〟が残留したコメを食べさせられている。

新築住宅にまで〝ネオニコチノイド〟！

〝ネオニコチノイド〟が使用されているのは農薬だけではない。

家庭用殺虫スプレーにもペットのダニ取り剤にも配合されている。

さらに、意外なのは新築住宅にも乱用されていることだ。それは、住宅用の建材防腐剤、防ダニ剤、シロアリ防蟻などに盛んに使われている。かつては、有機リン系が使用されていたが、シックハウスが社会問題となり、政府による有機リン規制が厳しくなってきた。そこで、代替品として、〝ネオニコチノイド〟系有毒薬剤が、住宅用に盛んに使われるようになってきた。積水ハウスなど大手ハウスメーカーや建売業者は、これらを企業秘密として、消費者にはいっさい明かさない。

だから、あこがれの新築を手に入れたら、自閉症になったり、イライラ、頭痛、記憶喪失など、農薬中毒と同じ症状に悩まされる……。

それは、〝ネオニコ〟農薬を散布した後の田圃《たんぼ》で寝起きしているようなものだ。

ハウスメーカーや建売業者には、〝ネオニコチノイド〟使用の有無を必ず確認すること。あいまいにはぐらかす業者は、即アウト！　絶対に契約してはいけない。

ワカサギ、ウナギなどが絶滅状態に

従来農薬に比べ〝ネオニコチノイド〟系は水溶性だ。だから、土壌、大気、水質などの汚染が拡散し、拡大する。そして、毒性は、水生動物も直撃する。

島根県の宍道湖《しんじこ》では、１９９３年から異変が起きていた。

生息するワカサギやウナギが激減し始めたのだ。しかし、原因は、不明……。

【図版20】（次ページ）のグラフを見ると、まさに93年を境に、ワカサギは激減し、ほぼ絶滅状態だ。ついで、ウナギ、シラウオも壊滅的。漁業関係者は顔面蒼白だろう。

研究チームは、宍道湖を徹底調査して、〝真犯人〟を突き止めた。

それは、水田などで大量使用される〝ネオニコチノイド〟殺虫剤が、ウナギやワカサギ

●図版20：ワカサギとシラウオ、ウナギの年間漁獲量（t）

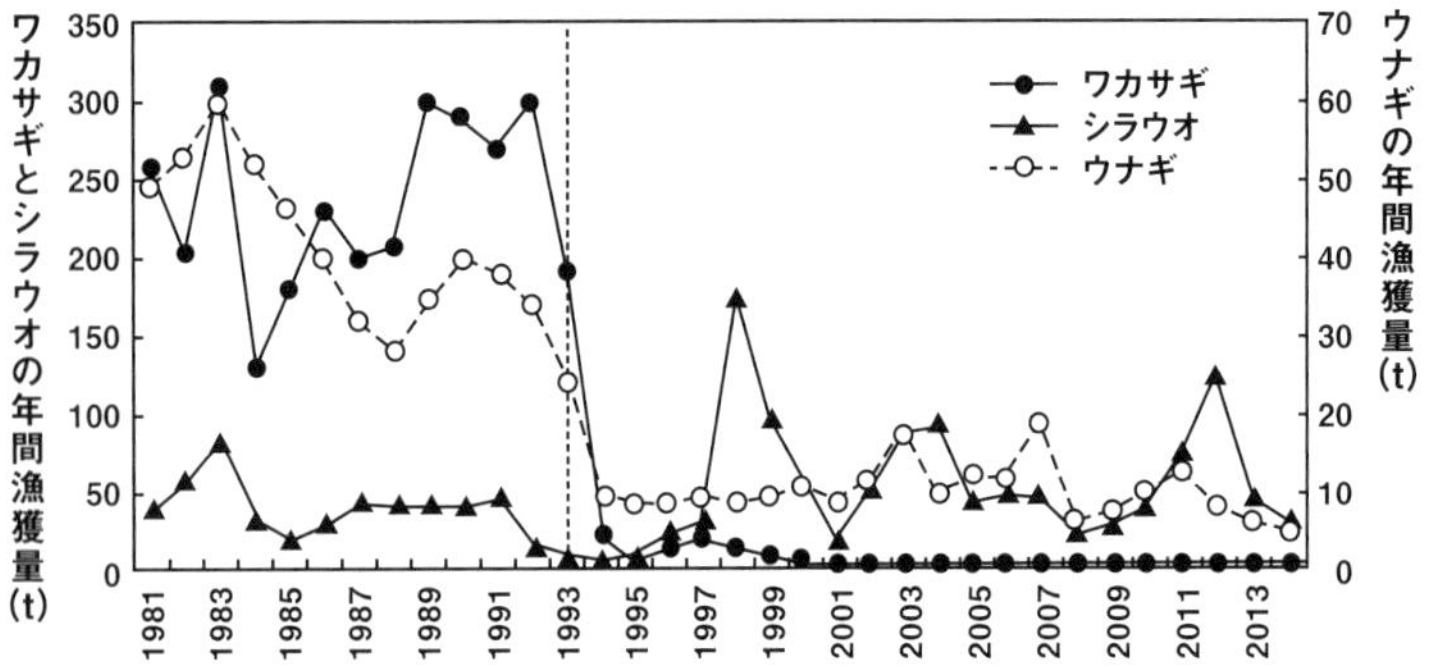

出典：「産総研」HPより

のエサとなる微生物や昆虫などを死滅させたからだ。結果的に、ウナギやワカサギは餓死して、ほぼ絶滅状態となってしまった（山室真澄教授・東大大学院ほか）。

「……〝ネオニコチノイド〟系殺虫剤は、水溶性なので、水田で散布されると、流出して、河川や水道水に入り、知らないうちに、私たちの体にまで入ってくる可能性があります」（山室教授）

（参照 YOUTUBE,TBS NEWS DIG Powered by JNN「報道特集：ネオニコ系農薬、人への影響は？」」、『土と健康』〈日本有機農業研究会、２０２２年３・４月号〉）

●図版21：農地面積当たりの農薬使用量と自閉症の有病率

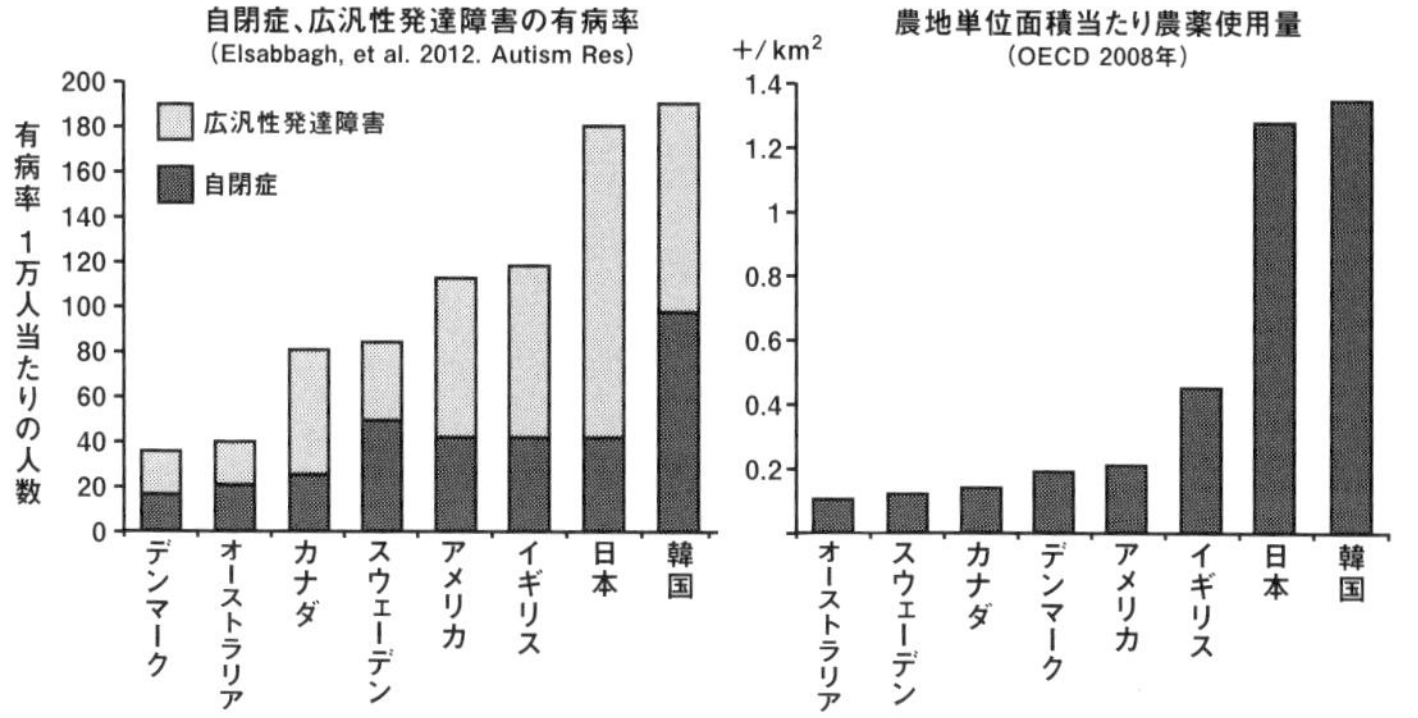
自閉症、広汎性発達障害の有病率
(Elsabbagh, et al. 2012. Autism Res)
有病率　1万人当たりの人数
200
180
160
140
120
100
80
60
40
20
0
広汎性発達障害
自閉症
デンマーク
オーストラリア
カナダ
スウェーデン
アメリカ
イギリス
日本
韓国
農地単位面積当たり農薬使用量
(OECD 2008年)
+/km2
1.4
1.2
1
0.8
0.6
0.4
0.2
オーストラリア
スウェーデン
カナダ
デンマーク
アメリカ
イギリス
日本
韓国

診断名が変わり、自閉症と広汎性発達障害は併せて自閉ペクトラム症と呼ぶ。上位4か国の一致は相関関係を示すもので、因果関係を示すものではないが、疫学研究や動物実験で有機リン系などの農薬が脳発達に悪影響を及ぼす研究報告が蓄積している。（解説：木村―黒田純子）

キレる、こもる…発達障害激増

ネオニコ農薬による発達障害については日本の研究者が群を抜いている。

黒田洋一郎博士と黒田純子博士（環境脳神経化学情報センター）は、「日本綜合医学会」主催の全国大会で講演し、社会に衝撃を与えた。

「……発達障害や『キレやすい』『ひきこもる』『コミュニケーションできない』など脳の働きに障害のある子どもは、この数十年で2倍になりました。現在、10人にひとりと言われています。農薬の使用量は、日本、韓国がダントツに多く、発達障害児も同様に多く、第4位まで農薬使用量と一致しています【図版21】。これが、なによりの状

況証拠です」(『日本綜合医学会』2022年第3号)

直接証拠もある。2009年1月から2010年12月までの約1年間、栃木県獨協医科大学病院の新生児ICUに入院した新生児57名のうち25%の尿から、アセタミプリドの分解産物と、ジノテフランが検出されたのだ(情報メディア「Table」〈2021年3月15日付〉東京女子医科大学、平久美子医師)。

幼児になると100%、尿中から農薬が検出される。

「3歳児223人中の尿中に、有機リン系、ピレスロイド系が100%、ネオニコ系79・8%検出の報告がある」(Osaka A,et al.Environ Res 2016年)。

おそらく、この子らの母親は子どもの健康を思って、毎日ブドウやモモ、イチゴなどの果物を食べさせているはずだ。

健康にいいと信じてペットボトルのお茶を飲ませているのではないか。

お茶、野菜ジュースは絶対飲むな！

これら尿中農薬は、親が「子どもの健康によい」と与えたお茶、野菜ジュースが元凶となっている（北海道大学、池中良徳教授ら）。

では――。果物、野菜にどれくらいネオニコ農薬が残留しているか？

ワースト順では、①イチゴ ②ホウレンソウ ③ケール ④ネクタリン ⑤リンゴ ⑥ブドウ ⑦サクランボ ⑧モモ ⑨ナシ ⑩パプリカ、唐辛子類 ⑪セロリ ⑫トマト……。（２０２１年、環境ワーキンググループ〈ＥＷＧ〉発表）

ちなみに、章題でもある「ペットボトルのお茶は飲んではいけない！」を裏付ける分析データを紹介する【図版22】（次ページ）。

茶葉に使用される7種類のネオニコ農薬を分析したものだ。

なんと４種類が１００％検出され、残り２種類も78％検出されている。

市販茶葉よりペットボトル茶のほうが高濃度で汚染されていることがハッキリわかる。

やはり、ペットボトルのお茶は絶対に飲んではいけない。

●図版22：日本で販売されている「お茶」の農薬検出率出所

	農薬名	茶葉		ペットボトル	
		検出率	検出量	検出率	検出量
日本で認可されている7種類のネオニコチノイド系農薬	ジノテフラン	100%	3004ppb	100%	59ppb
	チアクロプリド	79%	910ppb	100%	2.35pb
	チアメトキサム	79%	650ppb	100%	5.53ppb
	アセタミプリド	67%	472ppb	78%	2.01ppb
	クロチアニジン	74%	233ppb	100%	2.08ppb
	イミダクロプリド	92%	139ppb	78%	1.91ppb
	ニテンピラム	3%	54ppb		

出典：Yoshinori Ikenaka et al. Toxicol Rep. 2018 Jun 19;5:744-749. 図表作成＝ブリュッケ

ペットボトルのお茶から、ほぼ100％ネオニコ農薬が検出されている。それは、製造メーカーが特定の茶農家に契約栽培させているからだろう。

そこでメーカーは、まちがいなくネオニコ農薬の多用を指示している。安定収量の確保が至上命令だからだ。

〝かれら〟の頭の中から消費者の「健康」「安全」という思いは完全に欠落している。

ミツバチも、蝶も、トンボも飛ばない春……

残留基準緩和2000倍の狂気

「……規制を強めるEUとは正反対の使用促進に向かっているのです。その理由は、海外で売れなくなったネオニコの販売量を取り戻すために、農薬企業が規制緩和を国に求めたからだ、と疑っても仕方ありません」(水野玲子氏)

つまり、海外で売れなくなった〝毒〟が、日本にナダレのように入ってくる。

「……その一例をあげれば、ネオニコ系のクロチアニジンについて、ホウレンソウのネオニコ残留基準をそれまでの3ppmから40ppm(13倍)、カブの葉は、0・02ppmから40ppm(2000倍)へと大幅に緩和する案でした」(同氏)

さらに、ミツバも0・02ppmが20ppm……と狂気の日本人〝みな殺し〟政策が続く【図版23】(次ページ)。たとえば、ホウレンソウ40ppmもの残留は、EU基準では、子ど

●図版23：ネオニコチノイド系農薬クロチアニジン残留基準緩和

カブ類の葉	0.02ppm	→	40ppm	2000倍
ミツバ	0.02ppm	→	20ppm	1000倍
シュンギク	0.2ppm	→	10ppm	50倍
サトウキビ	0.02ppm	→	0.4ppm	20倍

ホウレンソウの残留農薬を13倍に緩和

3ppm → 40ppm（2015年5月から）

40ppmはEU基準では子どもが
40g食べただけでも急性中毒になる値

出典：家庭栄養研究会

もが40g食べただけでも、急性中毒を起こす値なのだ。

台湾、韓国、中国、ブラジルも禁止、規制しているのに……

これら殺人的な規制緩和に対して、多くの市民グループが猛抗議をして反対した。

しかし、99％の国民は、まったくそんな“みな殺し”作戦の存在すら知らない。

新聞やテレビが、このような恐ろしい陰謀を一字一句も、流さないからだ。

「……前代未聞とも言えるゆるいネオニコ残留基準が決まってしまった」「ネオニコは、従来使用されてきた有機リン系と比べ、毒性が非常に強いのです」（水野氏）

これまでの有機リン系なら、散布しても

●図版24：アジアや南米でもネオニコ規制進む

台湾 2016年1月〜、茶葉へのネオニコ系農薬とフィプロニルの使用禁止を14年5月に決定。

韓国 14年、農村振興局は、期間限定でイミダクロプリド、クロチアニジン、チアメトキサムの3種類のネオニコ系農薬の新規・変更登録禁止。

中国 09年、フィプロニルの使用規制（国内のみ）、輸出は許可。

ブラジル 2015年、環境・再生可能天然資源院は、綿花並びに開花時期に綿花農場から300m以内で栽培される冬季農作物へのイミダクロプリド、クロチアニジン、チアメトキサム、フィプロニルの使用を禁止。

出典：ダイオキシン・環境ホルモン対策国民会議

土壌などへの環境蓄積はなかった。

さらに、生体内の蓄積もない。しかし、ネオニコ農薬は、いずれにも蓄積して毒性が続く。

よって、ＥＵに続き、台湾、韓国、中国、ブラジルでも禁止、規制があいついでいる【図版24】。

当然、これらの国々ではネオニコ農薬は、売れなくなる。そこで、ネオニコの〝毒〟が、日本列島にナダレこんでいるのだ。

昆虫が、スズメが、生き物たちが消えていく

１９７５年から、秋田県の男鹿半島に住んで、自然観察を続けてきた安田勳氏（男鹿の自然を考える会代表）は、「ネオニコ農

●図版25：1996年～2005年の平均と比較した2014年の生物の割合（%）

（329種類の一部のみ掲載）

0%	5%	20%	40%	60%
コムラサキ	キアゲハ	ヤマトシジミ	ツマキチョウ	ホソアシナガバチ
ツノトンボ	カブトムシ	コマルハナバチ	シジュウカラ	ハシブトガラス
カボチャミバエ	ミヤマカミキリ	ワタアブラムシ	メジロ	ヒヨドリ
アブラコウモリ	クロヤマアリ	ウグイス	モズ	アリグモ
トウホクサンショウウオ	コガネムシ	キジバト	ショウリョウバッタ	ニホントカゲ

出典：安田勲・安田スミコ「動植物動態調査記録」（2015年1月26日）より抜粋

薬により昆虫などが絶滅に向かっている」と警告する。

「……2006年8月中旬頃から、いつもいるはずのアケビコノハやアオバセセリ、シロシャチホコ、アキアカネ、オニヤンマなど、身近な生き物たちが急に減りだした。原因を究明できず、焦りを感じていた同年12月、水田に使われる農薬が、これまで使っていたピレスロイド系から、ネオ・ニ・コ・チ・ノ・イ・ド系のスタークルに、この年、変わっていたことがわかりました。これほど、身のまわりから生き物が急・激・に・消・え・るのは、初めての経験でした。スズメがいない。クモが見えない。カエルや虫がいなくなった。ホタルはどうしたんだろう？　さらに、里山に限らず、里海でも魚介類が激減している。2007年5月、スタークルの空中散布後、沿岸は赤潮で真っ赤に染まり、夏でもないのに、その異様な光景にとても強い衝撃を受けました。各地の関係者とも情報収集・交換をおこない、ネオニコ系農薬が生態系の崩壊につながっていることは、明白だと考えるに至りました」（『食べもの通信』２０１７年12月号）。

安田氏は、克明な自然観察により、身のまわりの生き物たちが激減していることを警告している。わずか約10年間で、生き物たちが、恐ろしい勢いで死滅している【図版25】。

ミツバチの羽音もしない春……

わたしは、埼玉県の奥武蔵、名栗《なぐり》渓谷に住んでいる。

朝から鳥たちの鳴き声が聞こえ、自然は一見、豊かに見える。

しかし、この地に引っ越して20年あまり。春になっても、ミツバチの姿を一匹も見ない。チョウチョやトンボも飛ばない。その謎はすぐに解けた。一帯に農家が栽培する狭山茶の畑が広がる。そこでは、ネオニコ農薬が散布されている……。

だから、毎年、春になってもミツバチの姿は、まったく見られない。

チョウチョもトンボも影すらない。

一見、自然豊かに見える谷あいにも、〝沈黙の春〟は迫っている……。

次に沈黙し、この日本列島から消えていく。
それは、われわれ日本民族ではないのか……。

第3章

“殺人オイル”トランス脂肪酸を日本だけ使い放題のナゾ

「毎年50万人が心臓マヒで“殺されて”いる」（WHO警告）

なぜ表示しない？　禁止しない？　日本人を弱らせるため

ネオニコと同じ、みな殺し大作戦

「……世界中で、年間、50万人が、トランス脂肪酸による心臓と血管の病気で死亡している」（２００３年、ＷＨＯ〈世界保健機関〉）

あの保守的なＷＨＯが、ここまで断言し、警告しているのだ。

欧米では、それを〝キラー・オイル〟と呼ぶ。

文字通り〝殺人オイル〟だ。そして、その名に恥じないほどの人間を、〝殺してきた〟。

アメリカのニューヨーク州やカリフォルニア州では、とっくにこの〝キラー・オイル〟は販売禁止となっている。

「……最近では、冠状動脈疾患に加え、アルツハイマー病などの認知症などの原因になるという論文も多く出されている。現在、ＷＨＯは、『一日当たりの摂取量を、一日に摂取する総カロリーの1％未満にする』ように提言している。さらに、２０２３年までに、世界中の、すべての食べ物から、人工のトランス脂肪酸を取り除くことを目標に掲げている」（「FRIDAY DIGITAL」２０１９年9月24日付）

酸化しない人工合成されたアブラ

そもそも、〝キラー・オイル〟、トランス脂肪酸は、どんな油なのか？

トランス脂肪酸は、自然界にはほとんど存在しない。人工的に合成されたアブラだ。

普通の油は、動物性でも植物性でも、時間が経つと酸化していく。昔から〝油焼け〟と呼んできた。つまりは、酸化油で、風味も落ち、劣化し、有害でもある。

そこで、食品業者は、酸化しにくい油の〝開発〟に没頭した。そして、液体状の植物油に、水素を添加し化合させると、酸化しにくい〝油〟ができることを〝発見〟した。

具体的には「水素添加などで不飽和脂肪酸の『シス型炭素』（炭素二重結合）の一部が、『トランス型二重結合』に変化する」（参照：厚労省ＨＰ）。

【図版26】（次ページ）は、オレイン酸に水素を添加した場合の変化。水素添加によって、一部が変化して、トランス型（エライジン酸）が生成される（図版出典：農水省ＨＰ）。

そして――、トランス脂肪酸は、天然油脂にも少量は含まれる。

●図版26：オレイン酸に水素添加した場合の例

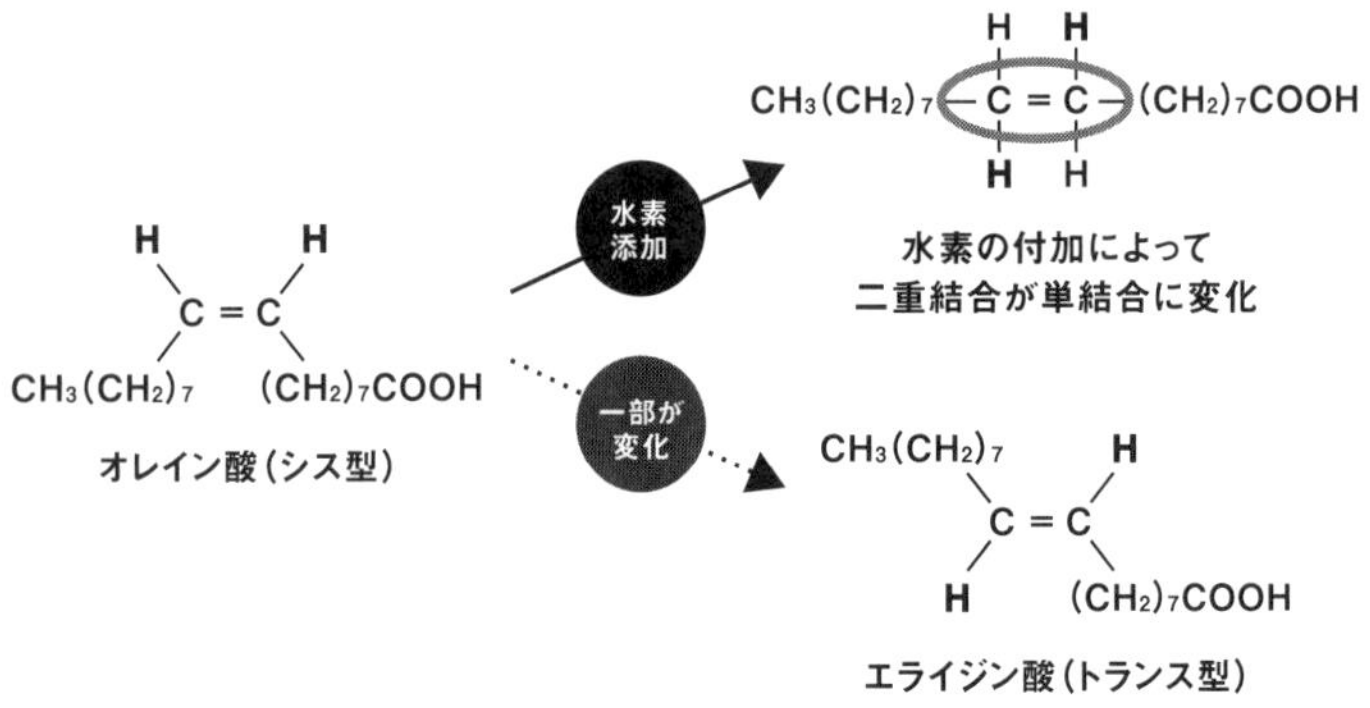
水素添加
水素の付加によって
二重結合が単結合に変化
一部が変化
オレイン酸（シス型）
エライジン酸（トランス型）

その理由は――

「……牛、羊、山羊などの反芻《はんすう》動物の胃に存在する微生物の働きで生成される。そのため、これら動物の肉や乳、加工品にもトランス脂肪酸が微量、検出される。人工のトランス脂肪酸と天然由来とを区別する分析方法は、存在しない」（同「FRIDAY DIGITAL」）

しかし、天然由来のものはごくごく微量なのだ。健康に影響を与えるレベルではない。

ところが業界が大量に合成、製造する〝殺人オイル〟は、その生産量と消費量がケタちがいだ。

約6000万人が〝殺人オイル〟に殺された！

「バターの代替品を！」――ナポレオン三世

トランス脂肪酸の歴史は、マーガリンの発明にまでさかのぼる。

それは、１８６９年、フランスで発明された。

ときは、鉄血宰相ビスマルク率いるドイツ軍と、フランスのナポレオン三世が対立し、一触即発の睨《にら》み合いが続いていた。そのとき、フランスでは人口増加により深刻なバター不足にあった。そこで、ナポレオン三世は「バターの代替品となる食品を開発したものに賞金を与える」と公布し、開発を奨励した。

その応募者の中から「安価で、長持ち、食味もよい」として採用されたのが、化学者M・ムーリエが開発した〝マーガリン〟だった。それは、ギリシャ語の〝真珠〟に由来する。牛脂肪に人工胃液を添加して結晶化し、抽出に成功したものだった。

こうして、1871年からヨーロッパで本格的なマーガリン大量生産が始まった。

しかし、完全植物性マーガリンが開発されたのは、20世紀に入ってからである。

1901年、化学者ヴィヘルム・ノルマンが「油脂に水素付加をすることで、常温で固形化させる」ことに成功した。ここで、ようやく、現代に通じるマーガリンが完成した。

以来、マーガリンは歴史的な変遷を経ながら、120年余りにわたってバターの代替品として、世界的に広く使用されるようになり、今日に至る。

奇跡の〝プラスティック・オイル〟

マーガリンの誕生を一言でいえば――。

液状の植物油に水素を化合させ、固形状（硬化油）に変えたのである。

すると、〝すばらしい〟ことが起こった。

何か月どころか、何年経っても、変化しない……！

それまで、食品業者にとって、食用油脂の酸化、劣化は悩みの種だった。

それは、油の宿命と諦めていた。それなのに酸化しない油が誕生したのだ――。

「……まるで、プラスティックみたいだ！」

という驚きから、〝プラスティック・オイル〟とさえ呼ばれた。

この〝オイルは、食用オイルの欠陥を改善する〝夢のオイル〟として称賛された。

この人工アブラを原料に、大量生産されたのがマーガリンだ。

それは「バターより、ヘルシー！」という謳《うた》い文句で、世界的に売りまくられた。

こうして、マーガリンの〝健康神話〟がつくり出され、売り上げを爆発的に増やしていった。それは、ついにバターをしのぐ勢いとなった。

〝ヘルシー〟にだまされた人々

たとえば日本では、２００９年の売り上げは、約３００億円。しかし、思わぬ暗雲がたちこめてきた。トランス脂肪酸の有害性が次々に判明してきたのだ。

メディアでもとり上げられ、マーガリン市場は縮小に転じた。

そして、２０１８年には、マーガリン市場は、１８０億円まで下落している。

いまや、トランス脂肪酸の別名は、〝キラー・オイル〟。もはや、栄光は過去のものとなった。ＷＨＯですら年間50万人を〝殺してきた〟、と告発しているのだ。

１９００年の発明から１２０年余がたっている。

単純計算でも世界で約６０００万人が、この〝殺人オイル〟に〝殺された〟ことになる。

マーガリン業界にとっては、まさに天国から地獄だ……。

しかし、何も知らずに〝ヘルシー〟とだまされて、命を落としたおびただしい人々は、浮かばれない。

心臓マヒ、脳障害、生殖異常、発ガン、糖尿病……

世界で数百万人が〝殺された〟

異常なアブラを体内に取り込めば、異常な結果が起きる。

それは、因果律を出すまでもなく、子どもでもわかる。

この「酸化しない」、〝奇跡の油〟を開発し、大量使用している業者の顔がひきつってきた。

『トランス脂肪酸から子どもを守る』（共栄書房）という著作もある山田豊文氏（杏林予防医学研究所、所長）は警鐘を乱打する。

「……ありとあらゆる臓器や組織が、トランス脂肪酸の餌食になってしまいます」

人工アブラが、天然アブラになりすます。体は、それを〝栄養源〟と勘違いするからだ。この人工油脂を〝原料〟に臓器、器官が形成される。それは、欠陥材料で、生体という建造物をつくるようなもの。体じたいが、〝欠陥建築〟となってしまう。

世界中の研究者たちは、この〝キラー・オイル〟の毒性に、青ざめた。

その有害性への警告は、世界中から噴出してきた。

血管が詰まり、心臓マヒでポックリ

それを、まとめると――

（1）心臓病：はやくから被害例が、数多く報告されている。
（2）動脈硬化：悪玉コレステロールで動脈硬化を加速する。
（3）発ガン性：大腸ガンなどさまざまな発ガン要因となる。
（4）各種疾患：糖尿病、潰瘍性大腸炎、うつ病、認知症など。
（5）脳障害：記憶、学習、感情、行動などが、異常になる。
（6）生殖異常：不妊症や妊娠・出産トラブルを引き起こす。
（7）未熟児：生殖・妊娠障害の結果、先天異常なども多発。

(8)肥満症：血栓などによる代謝・ホルモン異常が、原因。
(9)アレルギー：アトピー、喘息などの免疫異常を起こす。
(10)胆石腎石：血行不良、代謝障害などで、結石が生じる。

トランス脂肪酸摂取で、最初に警告されたのが、心臓マヒの急増だ。

それは、動脈硬化により心臓を動かす冠状動脈が詰まることでポックリ死する。

なぜ、トランス脂肪酸を含む食べ物を食べると、心臓マヒになるのか……？

「……トランス脂肪酸を摂取すると、血中の悪玉コレステロール（ＬＤＬ）が増え、善玉コレステロール（ＨＤＬ）が減少し、動脈硬化につながります。動脈硬化になると、血管に詰まりが発生しやすくなるため、心血管疾患の原因となってしまいます」（栄養士、神原李奈氏（「EPARK Medicalook」２０２１年９月２日付）

20億人を殺す血栓症を加速

トランス脂肪酸は、天然油脂に外から水素を化合させた〝人工アブラ〟だ。

人体にとってみれば、〝異物〟にほかならない。だから生理的に〝汚れ〟と認識され、血管内壁にプラークとして沈着しやすい。それがアテローム血栓症を促進してしまうのだ【図

●図版27：ATIS（アテローム血栓症）の成立

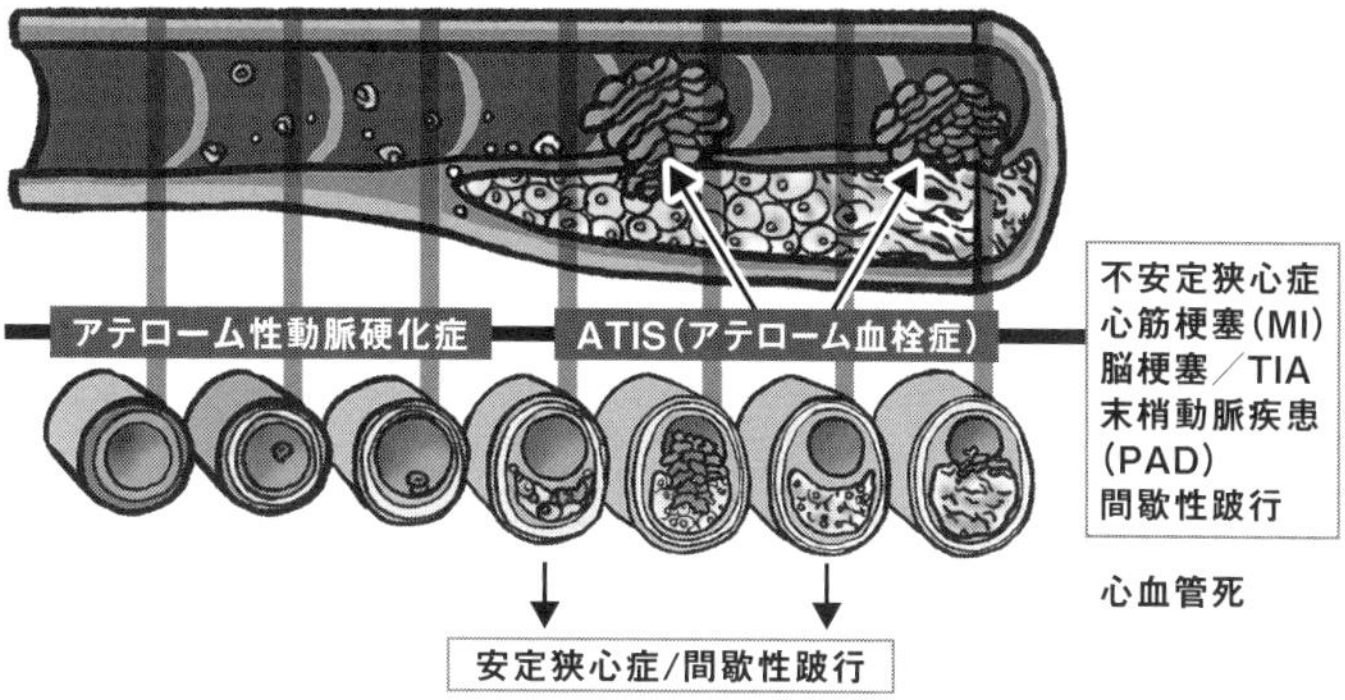
アテローム性動脈硬化症
ATIS（アテローム血栓症）
不安定狭心症
心筋梗塞（MI）
脳梗塞／TIA
末梢動脈疾患
（PAD）
間歇性跛行
心血管死
安定狭心症/間歇性跛行

出典：Libby P. Circulation 2001;104: 365-372.より改変

版27】。

アテロームは、別名〝脂汚れ〟。

むろん、トランス脂肪酸だけでなく、動物脂肪や糖分やシロップなどのとりすぎも中性脂肪となり、血栓症の元凶となる。

血管壁にこびりついた〝アテローム〟が剥《は》がれたときが怖い。これを、医学的には、「プラーク崩壊」と呼ぶ。そのカケラが血流に乗り、冠状動脈を詰まらせる。すると心筋梗塞でほぼ即死する。脳動脈を詰まらせたり、脳出血でも即死だ。

運良く助かったとしても、半身不随などのハンディを背負って生きることになる。（5）の脳障害も、結局はトランス脂肪酸による脳血管の〝詰まり〟が原因だ。

ちなみに、人類の死因トップは、このアテローム血栓症なのだ。

致死率25％！ 4人にひとり、人類20億人が、この〝食べまちがい〟で命を落としている。

そして、野生動物たちに、このアテローム血栓症の症状はゼロなのだ。

人間には、4人にひとりの死因なのに……。

野生の動物は大自然の、〝神〟の意志（本能）にしたがっている。

つまりは、神の叡智《えいち》に生かされている。

しかし、人類は、傲慢《ごうまん》にも自らの意志で、悪食、誤食、飽食、美食の限りを尽くしている。

そして天寿をはるかに縮めている。つまりは、万物の霊長であるはずの人類は、実は地球上でもっとも、オロカな〝動物〟なのである。

血栓、血行不良で発ガン促進

トランス脂肪酸には、（3）発ガン性も警告されている。

1997年から実施されたヨーロッパの研究が警告する。

「……トランス脂肪酸の摂取量と乳ガン、大腸ガンの間に相関関係がある」

それも、究極は人工アブラとして悪玉コレステロールを増やし、血栓を形成することが元凶だ。血行不良こそ、最大の発ガン要因だからだ。

「……細胞を酸欠状態にすると100％ガン化する」（オットー・ワールブルグ博士）

ちなみに、昨今のコロナ・ワクチンでも、研究者は「被接種者の発ガン率は20倍以上になる」と警告している。それは、ワクチンの重大副作用とされているスパイクたんぱくなどの血栓生成が、血行不良を引き起こし、ガンを多発させるのだ。

世界中が「使用禁止」にシフトしている

カナダ、台湾などで全面禁止

これら、予想だにしなかった深刻な有害報告に、世界中の政府は、速やかに対応した。

▼**カナダ**：トランス脂肪酸を含んだ食品の製造・輸入・販売を禁止（２０１８年９月）。
▼**台湾**：食品へのトランス脂肪酸の使用を全面禁止。
▼**アメリカ**：米国食品医薬品局（ＦＤＡ）が、全国規模で規制スタート（２０１８年６月～）。

ニューヨーク州、カリフォルニア州で食品への使用禁止。

▼**EU加盟国**：食品中の含有上限値を設定、表示を義務付け（※イギリス、シンガポールも同じ）。

▼**デンマーク**：トランス脂肪酸の含有量規制などを実施（※スイス、オーストリア、シンガポール、アルゼンチン、ベルギー、ギリシャ、アイスランド、イスラエルも同様の規制）。

▼**韓国**：トランス脂肪酸の含有量表示を義務化（※米国、カナダ、シンガポール、台湾、中国、香港、ブラジルも同様の措置実施）。

▼**オーストラリア**：トランス脂肪酸の自主的な低減を推進（※ニュージーランドも）。

▼**WHO（世界保健機関）**：2023年までに、「世界全体でトランス脂肪酸の根絶！」を表明。

――以上のように、世界では急速な禁止・規制の動きがある。

そのなかで、先進国で日本だけは、いまだ、禁止どころか表示義務も含有量規制もまったくない。完全なる野放し。政府（厚労省）は、いっさい動こうとしない。

つまり無法状態なのだ。これは、いったい、どうしたことだろう。

闇の〝圧力〟に抑えられる？

「……アメリカのニューヨーク州やカリフォルニア州では、飲食店の揚げ物や調理での使用も禁止されている。最近では、２０１９年1月、タイ政府が、マーガリンやショートニング、さらに、それらを使った食品の製造、販売、輸入を禁止し、日本の食品業界に衝撃を与えた。各国とも自国民の健康を守るために、さまざまな規制をかけているが、日本はどうか」（前出「FRIDAY DIGITAL」）

この疑問に対して慶応義塾大学医学部、井上浩義教授は厳しく批判する。

「……ＷＨＯは、総カロリーの１％未満にするよう提言していますが、日本人は、トランス脂肪酸の摂取量が０・６％程度だということで、何も規制していません」

ここでも、日本の役人たちの〝やる気〟のなさが、みえみえである。

この屁理屈のカラクリも、井上教授は暴いていく。

「……ところが、この０・６％程度というのは、産まれたばかりの赤ちゃんから高齢者までの平均値なのです。民間の調査では30〜50代の男性の中には、１％をオーバーしているという報告もある。国も、そういうデータがあることは、知っている。トランス脂肪酸が冠状動脈疾患のリスクを高める、ということも認めている。ところが、２０１１年に出さ

れた政府ガイドラインでは『トランス脂肪酸を表示する必要はない』となった……」（同教授）

明らかに国際社会の潮流と逆行する異常な対応だ。

背後には、なんらかの〝圧力〟が働いているのは、まちがいない。

トランス脂肪酸〝ゼロ表示〟はＯＫ！

そして、いまだ日本では――。

市販食品の「成分表示」を見ても「トランス脂肪酸」の表示は、いっさいない。

そして「食品１００g当たり、トランス脂肪酸の含有量が０・３㎎未満であれば〝トランス脂肪酸ゼロ〟と表示できる」（「無」「ノン」「フリー」などもオーケーという）。

これには、呆れ果てる。

メーカーにとって、不利な表示はさせない。有利な表示を許した。まさに、官民のロコツなユ着……！

トランス脂肪酸を０・３㎎未満まで含んでいても、〝トランス脂肪酸ゼロ〟と表示したら、これは明らかな詐欺表示だ。消費者は、文字通りゼロだと信じる。

まさに、これは国家権力が、悪徳業者の詐欺犯罪に荷担しているのと同じだ。

〝闇勢力〟は日本民族の消滅を望んでいる

なぜ日本は〝動けない〟のか？

まさに、日本の役人たちは、悪魔勢力の手の上で踊らされている……。

しかも、そこまでアブナイことが、はっきりしているアブラを、なぜか日本ではメーカーが、「使い放題」なのだ。そして、表示義務どころか、使用基準すらない。

〝やつら〟はやりたい放題だ！　少なくとも米国政府は、国民をこれ以上〝殺させない〟ために、販売禁止措置を下したのだ。

それに対して、日本政府は、この〝殺人アブラ〟に対して、何の規制も行っていない。

わたしは、そこに日本政府の国民に対する〝殺意〟を感じる。

第２章では、ＥＵや韓国、台湾などほとんどの先進国で禁止、規制されている〝ネオニコチノイド〟農薬が、日本では完全野放しであるミステリーについて、触れた。

この章では、欧米で禁止が相次ぐ〝キラー・オイル〟が、日本では野放しのナゾを解いていく。結論は明らかだ。

〝毒〟で弱らせ、殺していく

〝闇勢力〟は、日本人を早く始末したいのだ。

だから、〝殺人オイル〟を食品にしのばせる。知らずに食べさせる。

〝ネオニコ〟農薬と同じだ。日本人は、心を侵され、子どもに自閉症、発達障害が激増する。引きこもりは、すでに100万人を大きく超えている。

生きる気力どころか、家から一歩も出られない……。さらに、15歳から39歳まで、若者の各年代の死因1位は、すべて〝自殺〟だ。先進国の中でもワーストワン。自閉症など発達障害も日本は、最悪だ。おまけに国際競争力は、1980年代、連続4年世界1位から、急激に順位を落とし、いまや34位と低迷が続く（2022年度）。

国民の幸福度は、フィンランドが2年連続1位なのに、日本は54位（2022年）というありさま。

日本人は、経済力、精神力、そして生命力でも、世界の〝落ちこぼれ〟なのだ。

それを密かに狙っているのが〝闇の勢力〟だ。〝やつら〟は、こう願っている。

日本民族は、この緑の楽園、日本列島から消え失せてほしい。

第二次大戦中は、東京大空襲や広島、長崎原爆で10万人単位で、焼き殺した。

しかし、国際世論の手前、もう、このような、みえみえの方法で、このクニのサル・たちを大量殺戮するのは、さすがにヤバイ。

そこで、日本人が日ごろ食べているものに、密かに〝毒〟を混入させる。

そうして、次第に弱らせ、生きる気力もなくさせ、じわじわ〝殺して〟いく……。

これなら、殺意・がばれることもない。

日本人は、心からお人好しだ。バカ正直で何でも信じる。自分たちは平和な〝お花畑〟に住んでいると思っている。だからジワジワといくらでも殺し放題だ……！

長生きしたけりゃ食べるな！ 食べさせるな！

親の〝無知〟は、子の〝不幸〟

では――。

トランス脂肪酸は、どんな食品に含まれているのか？

包装の「成分表示欄」には、トランス脂肪酸と書かれているわけではない。

だから、トランス脂肪酸をとりたくなければ、後述する（1）から（11）の食べ物を避けるしかない（123〜129ページ）。

カナダ、台湾、タイやアメリカのカリフォルニア、ニューヨーク両州などは、トランス脂肪酸を全面禁止している。しかし、これら国々の国民も、豊かで多彩な食生活を満喫している。トランス脂肪酸を禁止しても、消費者は、何の不自由もない。

不自由を感じるのは粗悪で安価な原料で加工食品を大量生産し、大量利益をあげてきた業者のみ。それと、国民が健康になって困っている医療関係者くらいだろう。
以下、11位まで、トランス脂肪酸含有量の多い食品を並べる。
とくに、女性陣にはショックかもしれない。
どうしても食べたければ、週に1回くらいを目安にすべきだ。
毎日、毎日、これらの食品を食べること、そして、食べさせること。
それは、まさに〝自殺行為〟〝他殺行為〟である。
とりわけ、子どもに食べさせてはいけない。つまり……。

諸悪はショートニングとマーガリン
――親の無知は、子の不幸である――

(1)ショートニング：(トランス脂肪酸含有量：1・2～31％《重量比。以下同》)
ショートニング……？　いったい何だ？　だれでも、そう思う。これは「マーガリンから水分を抜き取って、濃度を濃くした食用油脂」のこと。〝食感をよくする〟ため、ケーキ、パイ、クッキーなどの焼き菓子類に多用されている。さらに、フライドポテトなど揚げ物にも盛んに使われている。

●図版28：すべてがケタ違いの油類

食品群	品名	調査点数	脂質含有量 (g/100g)	トランス脂肪酸含有量 (g/100g)
油脂類	バター	13	81.7〜84.7	1.7〜2.2
	牛脂	1	100	2.7
	食用植物油	10	100	0.0〜1.7
	ラード	3	100	0.64〜1.1
	食用調合油	12	100	0.73〜2.8
	マーガリン	20	81.5〜85.5	0.94〜13
	ファットスプレッド	14	56.4〜79.0	0.99〜10
	ショートニング	10	100	1.2〜31

（2）マーガリン：（含有量：0・94〜13％）

液状油脂に、水素を添加して固形にしたもの。それだけに多くのトランス脂肪酸が生成されている。だから、トランス脂肪酸を禁止した国は、実質、マーガリンも禁止したことになる。これらの国に、マーガリンは存在しない。

（3）バター：（含有量、1・7〜2・2％）

バターにも天然由来のトランス脂肪酸が微量含まれている。マーガリンに比べると、はるかに少ない。しかし、乳脂肪が多く、それらもとりすぎると害になる。

使用は、控えたほうがよい。

【図版28】は、油脂類に含まれるトランス脂肪酸の比較だ。やはり、マーガリンやショートニングが、群を抜いている。これらを禁止するだけで、人工由来のトランス脂肪酸を激

●図版29：やっぱり危険な菓子類

食品群	品名	調査点数	脂質含有量(g/100g)	トランス脂肪酸含有量(g/100g)
菓子類	チョコレート	15	28.4〜46.2	0〜0.71
	デニッシュ	5	13.4〜22.4	0.41〜0.98
	ショートケーキ	7	14.7〜25.0	0.40〜1.3
	スポンジケーキ	4	19.9〜23.6	0.39〜2.2
	菓子パイ	5	23.7〜37.7	0.37〜7.3
	アップルパイ	5	17.1〜25.7	0.34〜2.7
	イーストドーナツ	4	24.3〜29.1	0.27〜1.6
	シュークリーム	4	15.3〜28.2	0.26〜0.93
	クッキー	8	14.0〜32.6	0.21〜3.8
	半生ケーキ	3	30.5〜32.2	0.17〜3.0
	その他スナック	9	15.9〜32.9	0.099〜1.3
	コーンスナック	7	21.0〜41.2	0.084〜0.22
	クラッカー	6	12.0〜27.2	0.049〜0.81
	ビスケット	7	9.8〜28.9	0.036〜2.5
	ポテトスナック	16	12.7〜39.3	0.026〜1.5
	米菓	8	0.40〜34.8	0.003〜0.62

減させることが可能になる。タイの英断を見習うべきだ（出典：農水省ＨＰ）。

危険すぎる子どものお菓子

【図版29】は、菓子類に含まれるトランス脂肪酸の一覧表。

菓子パイの上限値が7・3gと、ヤバすぎる。クッキーやケーキ類も、要注意レベルだ。

(4)クッキー：(含有量、0・21〜3・8％)

お菓子好きには、ショックだろう。原料にマーガリンやショートニングが多用される。そのため、必然的にトランス脂肪酸含有量も多くなる。

クッキーの特徴は、サクサクした歯応え。それは、まさにショートニングのおかげだ。

(5)ポテトスナック(揚げ菓子):(含有量、0・026~1・5%)

たとえば、ポテトチップスなど、子どもたちにも大人気。しかし、子どもに与えるのは、今日限り「禁止」したほうがよい。それは、トランス脂肪酸より、さらに恐ろしい有毒物が含有されている。それが、強い発ガン物質アクリルアミド(AA)だ。

これは、食品を高温の油で揚げたときに生成される。特に、ポテトを揚げると大量生成される。つまり、ポテトチップスやポテトフライを週2回食べるだけで死亡率が1・95倍もはね上がる(イギリス医学専門誌『BMJ』2019年1月)。

(6)菓子パイ:(含有量:0・37~7・3%)

これは、欧米人にとっては、おふくろの味。それも、ヤバイのか? と唖然としたでしょう。しかし、手作りパイまで、やばいと言っているのではない。

市販パイには、ショートニングやマーガリンが使われている。当然、それだけ、トランス脂肪酸も含まれる。これらを使わない手作りなら、ほとんど心配ありません。

(7)生クリーム:(含有量:1・0~1・2%)

生クリームは、通常、植物性油脂を加工して作られる。その加工過程で、トランス脂肪酸が生成される。

だから、牛乳で代替している業者もいる。

しかし、牛乳にも数多くの有害性が指摘されている(拙著『牛乳のワナ』ビジネス社)。

豆乳で代替してヴィーガン仕様にすれば、まったくＯＫです。

フライドポテト、ドーナツもグッバイ

（８）フライドポテト：（含有量：０・７３％）

マクドナルドのフレンチフライなどのように、大手チェーン店で揚げるフライドポテトは、いつまでもベタつかず、サラッとして食べやすい。これは、揚げ油に含まれるショートニングによる効果。だから、ショートニングに含まれるトランス脂肪酸が、フライドポテトにも移っている。さらに、（５）で警告したように、高温でポテトを揚げることで、強力な発ガン物質ＡＡが、生成されている。つまり、ヘルシーなはずのポテトが、〝発ガンポテト〟に変身している。家族全員、長生きしたければ、今日から食用禁止としたほうがかしこい。

（９）イーストドーナツ：（含有量：０・２７〜１・６％）

これも、子どもたちは大好きだ。その名のとおり〝ミスタードーナツ〟なるチェーン店も存在する。しかし、これも、たまの楽しみとしたほうがかしこい。

そもそも、お菓子、ケーキ、ドーナツなどを、子どもの欲しがるまま与えるのは、子どもを早死にさせることと同じだ。ドーナツも揚げ菓子なので、トランス脂肪酸の害に、発ガン物質ＡＡのリスクが上乗せされる。大人でも、こういう物ばかり食べていると、肥満、

●図版30：乳類のトランス脂肪酸含有量（g/100g）

食品群	品名	調査点数	脂質含有量（g/100g）	トランス脂肪酸含有量（g/100g）
乳類	牛乳（種類別牛乳）	21	3.0～5.0	0.069～0.13
	コンパウンドクリーム	2	27.9～41 .1	9.0～12
	生クリーム	2	46.7～47.6	1.0～1.2
	乳酸菌飲料	4	0.05～0.18	0～0.003
	プロセスチーズ	12	22.7～35.3	0.48～1.1
	アイスクリーム	5	13.4～16.4	0.28～0.60
	アイスミルク	5	6.8～15.8	0.13～0.28
	ヨーグルト	4	2.7～4.1	0.065～0.11
	乳飲料	3	1.0～4.6	0.024～0.19
	脱脂粉乳	2	0.9～0.9	0.022～0.026
	コーヒークリーム	6	11.3～31.7	0.011～3.4
	ラクトアイス	4	5.1～13.4	0.008～0.27
	練乳	4	0.2～9.3	0.005～0.23
	ナチュラルチーズ	15	22.1～36.8	0.50～1.5
	低脂肪牛乳	1	1.5	0.036
	低脂肪乳	1	1	0.024

病気、老化が加速される。

(10) 菓子パン：（含有量：0・27%）

コンビニやキオスクなどで売られている菓子パンには、大量生産のため安価なマーガリンやショートニングが大量に使われている。それだけ、トランス脂肪酸も確実に残留している。さらに、油で揚げることでAAが発生し、重ねて、数多くの食品添加物も多用されている。さらに加えて、主原料の輸入小麦には、発ガン農薬グリホサートなどが残留している（221ページ参照）。

だから、菓子パンで子育てする――ということは、子どもを〝殺す〟ことと同じだ。

(11) マヨネーズ：（含有量：0・2%）

マヨネーズを、よく使う家庭も多い。〝マヨラー〟といって、なんでもマヨネーズをかける〝中毒者〟（笑）も多い。

しかし、原料の油脂にトランス脂肪酸が含まれており、必然的にマヨネーズにもトランス脂肪酸は少量含まれている（参照「ちそう」https://chisou-media.jp/）。

【図版30】は、乳類に含まれるトランス脂肪酸の例。

乳脂肪の一部を植物性に置き換えたコンパウンドクリームが９・０〜12％と、ケタ外れの濃度だ。生クリームも突出している。

声をあげ、行動しよう！生き残るために

「トランス脂肪酸を撲滅する」（ＷＨＯ）

ＷＨＯ（世界保健機関）は、２０１８年５月14日「トランス脂肪酸を撲滅《ぼくめつ》することを目的とするガイドライン「REPLACE」を発表した。

内容は――▼供給源と現情勢の調査 ▼健康油脂への切り替え推進 ▼規制・排除のための法規制 ▼消費量・内容のモニタリング ▼上限値の設定……。

こうして、トランス脂肪酸を規制する国は、急速に増えている。

「……２０１５年には7か国でしたが、２０２０年には14か国になり、２０２２年12月時点では46か国に達したと報告されています」（参照：農水省ＨＰ）

とくに、ＥＵ（27加盟国）は積極的だ。すでに、食品中の上限値を２０２１年より実施している。同様に規制をすすめているのがＷＨＯ米州支部（北米・南米35か国）は、トランス脂肪酸の「上限設定」「使用規制」を、２０２５年までに導入する。

――以上のように、世界各国は、急速に〝キラー・オイル〟全廃に向けて対応している。

しかし、日本だけは、ピ・ク・リ・と・も・動・か・な・い。

「何もしない」ことは「最大の罪」である。

それは、われわれ日本人一人ひとりにも言える。

声をあげ、行動しよう。日本人として〝生き残る〟ためにも……。

第4章

犠牲者、爆増中!
日本は猛毒抗ガン剤の
“ゴミ捨て場”だ!

抗ガン剤は、
頭痛患者の頭をカナヅチで殴るのと同じ

欧米ではガン死者減少、日本だけ爆増のミステリー

1990年、米政府OTAレポートの衝撃

【図版31】を見てほしい。

1990年を境に、米国、イギリス、ドイツ、スイス、フランス……など、欧米各国のガン死者が減り始めている。それにたいして、日本だけがガン死者が激増している。まるでロケットのような急増ぶりだ。これは、きわめて異常だ。

この背景に、欧米と日本の抗ガン剤に対する決定的な情報格差がある。

グラフの死者は、じつはガンによる〝死者〟ではない。

その正体は、抗ガン剤による〝死者〟なのだ。

じつは、1990年、アメリカ政府、調査機関OTAが衝撃報告を行っている。

「……抗ガン剤治療は無力である。それどころか毒性で多くのガン患者を死なせている。

●図版31：欧米はガン死が減少、日本だけ急増とは!?

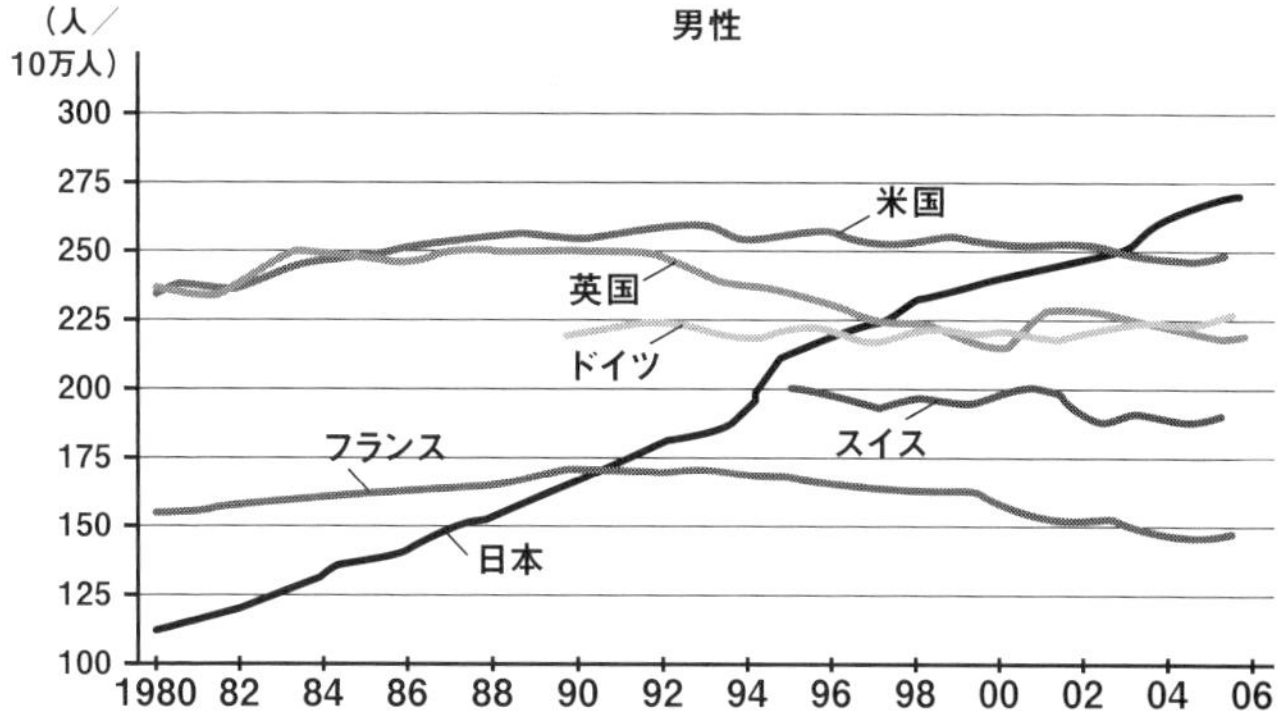

ガン治療には、多くの代替医療のほうが優れている」

このOTAレポートは欧米のガン治療現場に衝撃を与えた。それどころかガン患者の意識も大きく変った。

「抗ガン剤は猛毒で、ガンには無力。代替医療のほうが優れる」

アメリカ政府の公式報告は決定的だった。

しかし、日本人では一般人はおろか、医療関係者ですら、このOTAレポートの存在すら知らない！

患者も医者も、それほど無知なのだ。

欧米では抗ガン剤治療急減、死者も減少

欧米ではOTAレポートに医者は驚き、患者も怯《おび》えた。

こうして1990年を境に欧米での抗ガン剤治療にブレーキがかかった。

はやくいえば、欧米のガン治療現場で抗ガン剤による化学療法が急速に減っていった。

すると、奇妙な〝効果〟が現れた。欧米でのガン死者が、次第に減り始めたのだ。

もう、言うまでもないだろう。実際に減ったのは、〝ガン〟死者ではない。

抗ガン剤の毒性による犠牲者が、減り始めたのだ。

では――なぜ、日本だけが、欧米に比べて異様に右肩上がりで激増しているのか?

1990年のOTAレポートをきっかけに、欧米では抗ガン剤使用量が急減していった。

そこで、大手製薬メーカーは、余った抗ガン剤の処分に困り果てた。

そして、〝彼ら〟は絶好のターゲットを見つけた。それが、日本である。

日本は抗ガン剤の〝ゴミ捨て場〟

医学界もメディアも閉鎖的な日本は、まさに情報のガラパゴス国家である。

欧米の医学界に衝撃を与えたOTAレポートに対して、日本の医者も患者も、まったく無知だった。そして、あいもかわらず医者たちは、旧来のガン三大療法（抗ガン剤、放射線、手術）だけにとらわれていた。とくに、日本の医者たちは、〝ガン治療〟と聞けば、条件反射のごとく〝抗ガン剤〟を処方する。つまり、欧米と違って日本では、抗ガン剤はバンバン使われている！ なんとすばらしい市場だ！

こうして、世界で過剰となった抗ガン剤が、日本市場に殺到してきた。

つまり、日本は世界の抗ガン剤の〝ゴミ捨て場〟と化したのだ。それは、後述のようにガンを治す効果は皆無だ。そして、ガン患者を殺す猛毒性と発ガン性がある。

かくして――欧米から日本に、ナダレこんできた抗ガン剤は、バンバン、ガン患者に投与され、バンバン殺しまくった。だから、欧米とは逆に、日本だけ〝ガン死者〟ではなく、抗ガン剤死者がロケットのように爆増を続けている。

まさに――**無知の悲劇、洗脳の喜劇**――である。

「超猛毒で発ガン物質、ガンは治せません」（厚労省技官）

頭痛患者の頭をカナヅチで殴る！

「……抗ガン剤は、頭痛の患者の頭をカナヅチで殴るようなものだ」

これは、イギリスで良心の医師と民衆から称《たた》えられるヴァーノン・コールマン医師の警告。彼の著書『医者に殺されない方法』シリーズは、２００万部超ベストセラーとなっている（邦訳『医者を見限る勇気』神宮館）。

頭痛を訴える患者の頭をカナヅチでぶん殴る医者がいたら、それはまちがいなく気狂い医者だ。しかし、現在でも、ガン治療の第一選択肢は、抗ガン剤なのだ……。

つまり、カナヅチで、頭をかち割る〝狂気〟の治療法だ。

それがガン治療であたりまえのように、行われている。まさに、狂気の沙汰だ。

それで、頭痛がなおるはずはない。

それどころか、頭痛に加えて、カナヅチの痛みで、患者は悲鳴を上げるだろう。

「……それと同じことをガン治療で行っている」

コールマン医師は断言する。つまり、抗ガン剤治療は、ガン患者を癒やすどころか、何倍もの苦痛を与えているだけだ。

なのに、ほとんどの患者は、医者にいわれるまま、抗ガン剤の注射に腕を差し出す。

「抗ガン剤が、ガンを治してくれる」と信じきっているのだ。

「ガンを治せない」のは常識

わたしは、約20年前に『抗ガン剤で殺される』（花伝社）を世に問うた。

これは、ベストセラーとなり、ガン治療に少なからぬ影響を与えた。

そのとき、厚労省に電話取材を試みた。質問は、ずばり次のようなものだ。

「抗ガン剤は、ガンを治せるのですか？」

電話口に出た方は、自らを「紀平」と名乗った。

抗ガン剤の最高責任者で技官だという。これは医師免許を持っていることを意味する。

わたしのズバリ、単刀直入の質問に、紀平技官は淡々と答えた。

紀平：抗ガン剤が、ガンを治せないのは周知の事実です。

――エエッ、治せないのですか？

非平：治せません。

――では、治せない患者に抗ガン剤を打っているわけだ。

紀平：そのとおりです。

――でも、抗ガン剤には毒性がある、と聞いたのですが。

紀平：大変な毒物です。

――エエ、そんな猛毒をガン治療に打っているのですか？　それでは、ガンでなく、その毒で、ガン患者は亡くなるのでは？

紀平：そういう患者さんが、大変大勢いらっしゃいます。

――そ……それは、いわゆる〝毒殺〟じゃないですか！

紀平：そういう言い方は、不穏当ではないでしょうか。

猛毒性と発ガン性で大量殺人

――抗ガン剤には、発ガン性があると聞いたのですが……。

紀平：大変な発ガン物質です。

――ガン患者に強烈な発ガン物質を打っているわけだ。

だったら、その発ガン性で新しいガンが発生するんじゃないですか？

紀平：そういう患者さんが、大変大勢いらっしゃるんですね。

――治りもしない猛毒抗ガン剤を、弱ったガン患者に打って、おまけに発ガン性まである。

それで、大量に殺している。そんな治療がありますか！

たんなる人殺しじゃないか！ちがいますか！

紀平：……（沈黙）

わたしは、怒りがこみあげ、猛然と抗議し、怒鳴りつけた。

しかし、紀平技官は、ただ沈黙を保つのみ。一言も答えられなかった。

わたしは、怒りに震えながら受話器を叩きつけた。

抗ガン剤の責任者である技官との、やりとりを、そのまま公表した。

反響も、すさまじかった。

「こんな恐ろしいことが……」「抗ガン剤の正体がわかりました」

この厚労省とのやりとりを一読すれば、抗ガン剤治療を受ける気には絶対ならないはずだ。しかし、それはほんのひと握りの幸運な人たちだ。

政府にだまされ、テレビにだまされ、新聞にだまされた、哀れな人々は、「ガンを治せない」注射で〝超猛毒〟を注入され、苦悶のうちに、息を引き取っている。いや、〝毒殺〟されている。

それは、厚労省の抗ガン剤の最高責任者もはっきり認めている。

わたしは、その後『抗ガン剤の悪夢』（花伝社）、『あぶない抗ガン剤』（共栄書房）など、ガン治療告発の本を次々に世に出し続けた。

一冊でも、手にした人は、ガン治療の悪魔的な真実に震えあがった。

そして、抗ガン剤、放射線など三大療法をきっぱりと拒否して、生き延びている。

しかし――。

わたしの本にめぐりあった人は、まさに僥倖《ぎょうこう》というべきだ。

それ以外の多くの人々は、無知な医者のすすめるまま、一縷《いちる》の望みを託して、猛毒抗ガン剤注射に袖をたくしあげるのだ。

そして、後悔と苦悶《くもん》の最期を迎えるのである。

〝ガン死者〟の80％は「抗ガン剤」「放射線」「手術」で殺された

ロックフェラーの医療独占体制

「……小さな嘘は、すぐばれる。大きな嘘は、絶対ばれない」

こう言ってのけたのは、かのアドルフ・ヒトラーである（『わが闘争』）。

その伝でいけば、ガン治療なども、まさに〝大きな嘘〟そのものだ。

ガン三大療法とは――（1）抗ガン剤（2）放射線（3）手術――である。

これらを世界の近代医療は、「標準治療」に指定してきた。

それは、現代に至っても同じだ。だから、医者はガン患者を前にすると、反射的に「抗ガン剤、放射線、手術」と叫ぶ。教科書丸暗記で、現代の地位を確保した〝かれら〟の頭には、この3点セットが刷り込まれている。まさに、教科書秀才、暗記ロボットの悲喜劇だ。

だから、ガンと診断されて病院に行くと、100％確実に、この三大療法が施される。

政府が推進するガン治療「ガイドライン」にも、はっきり明記されている。

逆に、これら三大療法を拒否して、食事療法など代替医療を実施すると、どうなるか?

その医者は「ガイドライン以外の〝治療〟をした」と告発され、責任を問われかねない。

だから御身大切な医者たちは厚労省の御達しに従い、三大療法のみを患者に施し続ける。

国民の健康と生命を守るはずの政府(厚労省)が、なぜ医師に殺人三大療法を強要するのか? その疑問に答えることはかんたんだ。

政府は、地球を裏から支配してきた〝闇の勢力〟に完全制圧されているからだ。

ガンでない! 死因は他にあった

その結果——。日本のガン治療現場は、戦慄する事態に至っていた。

その衝撃事実は、岡山大学医学部付属病院で露見した。

当時、一人のインターン医師は疑問に思っていた。同病院ではおびただしいガン患者に、例外なく、抗ガン剤、放射線、手術の〝通常療法〟を施していた。

しかし——。これら医療処置の甲斐なく、数多くのガン患者たちが苦悶し、逝った。

このインターン医師は、首をひねった。あれほど治療に没頭したのに、どうして、これほど大量のガン患者が亡くなっているのか?

そこで、決心した。一年間に「ガンで死亡した」とされた患者のカルテを徹底的に精査してみよう。そうして、直接の死因を探求してみるのだ。

その結果を博士論文にまとめよう。博士課程への研究テーマとして、最適と思えた。

こうして、彼は同病院で「ガン死」として処理された患者のカルテ写しを徹底的に分析した。そして、驚愕の事実に至ったのだ。

「……このガン患者さんたちは、ガンで死んでいない！ 直接の死因は、他にあった！」

大半の患者は感染症で死んだ

ガン患者が息を引き取った。だれでも、ガンが死因と思う。

主治医も、平然と死亡診断書の「死因」項目に「○○ガン」と明記していた。

しかし、インターン医師は、それが誤りであることに気づいた。カルテ精査で、多くのガン患者が「感染症」で死亡していることが判明した。それは、インフルエンザ、肺炎、真菌炎、ウイルス感染症などさまざまだった。

なぜ、多くのガン患者が、ガンでなく、感染症で息を引き取っているのか？

それは、ガン患者の免疫力が極端に低下していたからだ。

では、なぜガン患者の免疫力が激減したのか？ その元凶こそが抗ガン剤であり、放射線照射だった。

また、無理な手術も患者の免疫力、体力を損なっていた。

なんのことはない。ガン患者の多くが種々の感染症で命を落としているのは、ガン三大療法の重大副作用によって免疫力を激減させたからだ。

インターン医師は、膨大なカルテを精査、解析して、死亡した患者の80％の死因は、ガンではなく、これらガン治療の重大副作用であることを突き止めた。

つまり、死亡診断書の「死因：ガン」とされた患者5人に4人は〝誤診〟だった。

彼らは、抗ガン剤の猛毒、放射線の障害、手術の後遺症などの医療ミスにより〝殺された〟のだ。こうして〝ガン死者〟の80％は治療現場での医療過誤死という驚愕事実が判明した。

医学部長は、博士論文を破り捨てた……

恐るべき証拠隠滅《いんめつ》、口封じ

驚愕事実は、さらに続く。

この若きインターン医師は、〝ガン死者〟の80％が医療過誤死という詳細データを博士論文にまとめた。これが通過すれば、博士号が授与される。そのためには、医学部長の査読《さどく》が不可欠だった。そこで、彼は医学部長室のドアをノックした。

思い詰めた雰囲気に怪訝なまなざしを投げつつ、学部長は論文のページをめくった。

その両手はワナワナと震え始めた。そして、血相を変えて逆上した学部長は、目の前で論文をビリビリと引き裂き、破り捨てたのだ。

「……こんなことが遺族や世間に知れたら、君も私も、ただではすみませんよ！」

肩で息をしながら、学部長は、このような台詞を投げつけたのだろう。

精魂こめてまとめ上げた論文を目前で破り捨てられた彼は、ただ呆然自失で、息を呑んで立ち尽くすしかなかった。

わたしは、内部告発者から、ことの顛末を詳細に聴取した。そして、問題の博士論文が破り捨てられた……というくだりに驚愕した。そして、必死に内部告発者に食らいついた。

「その博士論文は、写しがあったんでしょう。なんとか、手に入りませんか？」

彼は力なく首をふった。

「ありません。インターンの彼も、まさか論文が破り捨てられるとは、夢にも思っていなかった」

こうして、若手医師の貴重な研究報告は、幻の論文とともに抹殺された。

しかし、「〝ガン死〟とされたガン患者の80％の死因は、ガンではなく抗ガン剤などによる重大副作用で死亡した」という事実は、残った。今も毎年、約38万人が〝ガンで死亡している〟という（厚労省）。しかし、その80％、約30万人は病院で虐殺されているのだ。

抗ガン剤は味方の兵士、ＮＫ細胞に襲いかかる

ガン細胞を直接攻撃するＮＫ細胞

ガン患者の多くが、なぜ、感染症で息を引きとっているのか？

それは抗ガン剤注射や、放射線照射などで、免疫力が激減したからだ。いうまでもなく、免疫力は白血球の数や種類によって決定される。白血球イコール免疫細胞である。

さまざまな免疫細胞は、外部から侵入した病原体や体内に生じた異物を、速やかに体外に排除する役割を担っている。免疫力とは生体防衛力なのである。

ガンも体内に生じた毒性異物である。よって、免疫細胞は日々それを攻撃、排除している。さまざまな免疫細胞の中でも、めざましい働きをするのがＮＫ（ナチュラル・キラー）細胞だ。つまり〝生まれついての殺し屋〟。その名のとおり、体内をパトロールし、ガン細胞を見つけると体当たりで攻撃し、その細胞膜を破り、中に3種類の毒性たんぱくを注入

して殺す。まさに一撃の瞬殺である。

【写真4・上】は、NK細胞がガン細胞を捕獲攻撃している様子を示す。

【写真4・下】は、NK細胞が殲滅《せんめつ》したガン細胞の死骸。これらは、酵素で分解され体外に排泄される。このようにNK細胞は、体内のガン細胞と白兵戦で闘い、殲滅《せんめつ》する頼もしい兵士たちなのだ。

NK細胞を殲滅、ガン細胞は大喜び

ここで、読者は不思議に思うだろう。

「……もともと体には、ガン細胞を攻撃する免疫細胞が存在する。なら、わざわざ外部からガンを攻撃する抗ガン剤を注入する必要があるのか?」

この質問には、もうここで、かんちがいがある。

抗ガン剤は、普通〝ガンを攻撃する〟と思われている。

名前が〝抗ガン剤〟だから、だれでもそう思うのもあたりまえだ。

しかし体内に注射された猛毒抗ガン剤が真っ先に襲うのはガンでない。

NK細胞に襲いかかるのだ。そして、その超猛毒でNK細胞軍を壊滅状態にしてしまう。

なんと、抗ガン剤は、最前線でガンと戦う〝兵士〟たちを、みな殺しにするのだ。

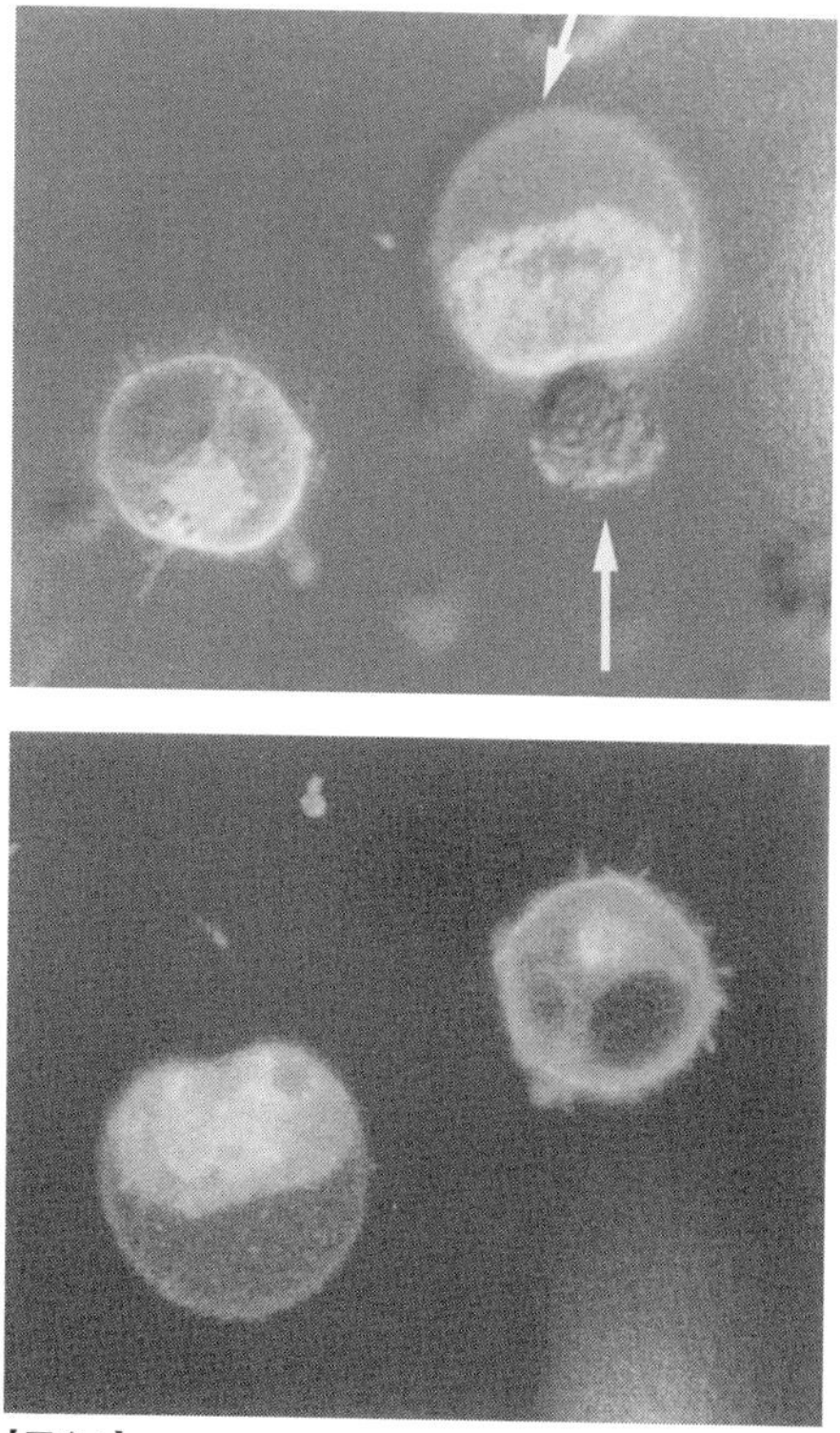

【写真4】

見よ！ ガンを攻撃するのは免疫細胞（ナチュラル・キラー細胞）だ！

ナチュラル・キラー（NK）細胞が、ガン細胞を攻撃する瞬間

ナチュラル・キラー（NK）細胞（上の写真の下方の矢印）が、ガン細胞（同、上の矢印）に食いついた瞬間。NK細胞の攻撃を受けて細胞膜が破られ、死滅したガン細胞は、赤く染まっている。

（ルイ・パストゥール医学研究センター提供）

「もっとやれ！」と大喜びするのが、ガン細胞だ。

さらに、超猛毒の抗ガン剤は、他の免疫細胞（白血球）にも襲いかかり、毒殺していく。

このように、抗ガン剤の最大悪夢は、免疫細胞を総攻撃して殲滅することだ。

あなたは、頭をかきむしりたくなったはずだ。

「……抗ガン剤って、ガンを治すために打つんじゃないの？」

患者はカビまみれでガンの花が咲く

それは、おおいなるかんちがい。

その目的は「ガンを治さない」ため。「ガンを悪性化させる」ためなのだ。

むろん、無知な医者は、そこまで気づいていない。記憶ロボットの〝かれら〟は、悪魔の医療マフィアに〝洗脳〟されたまま、超猛毒抗ガン剤を患者の体に注入し続けているにすぎない。そして、自らが〝殺人ロボット〟と化していることすら、気づかない。

ここで、岡山大学付属病院のエピソードに戻る。インターン医師は〝ガン死〟と「死亡診断書」に書かれた患者の80％は、感染症など医療過誤で命を落としていることに気づいた。80％ものガン患者の「死因」は、ガンではなく感染症だった。

その原因は、ガン患者の極端な免疫力の低下である。なぜ、ガン患者の免疫力が低下しているのか？　もはや、いうまでもない。抗ガン剤の超猛毒性が、体内の免疫細胞をみな殺しにしたからだ。放射線照射もやはり免疫細胞を激減させる。手術による体力低下も同じ。

こうして、ガン三大療法は、患者の免疫細胞を壊滅的に減らす。

ガン治療の末期に、よく患者は〝無菌室〟に入れられる。なぜか？

それだけ、抗ガン剤などで免疫細胞が全滅状態となっているからだ。

免疫細胞はガンだけでなく、病原菌などとも戦っている。それがガン治療で〝殲滅《せんめつ》〟される。こうなると、病原菌、カビ菌、ウイルスなど病原体の天国だ。

患者の目、鼻、口、耳……など、あらゆる開口部は、カビまみれとなる。

そうして、カビまみれの肌を食い破って、ガン腫瘍が醜悪な顔を現してくる。

医者は、これを〝ガンの花が咲く〟という。なんとも、情緒のある表現ではないか。

ここまで読めば、日本のガン治療が、完全に狂っていることがわかるはずだ。

まさに、悪魔に乗っ取られている。

ガン治療による虐殺は第二次大戦の7倍

岡山大学での〝幻の博士論文〟に拠《よ》れば、〝ガン死者〟の80％に当たる30万人は、ガンで死んだのではない。抗ガン剤、放射線、手術の三大療法の医療過誤で〝殺された〟のだ。

この数字には、目が眩《くら》む。史上空前の医療ミスによる〝犠牲者〟たちだ。

しかし、この驚愕事実を知る人は、皆無に近い。

年間、約30万人が、ガン治療という名の〝虐殺〟で殺されている。

10年で300万人……戦後、約70年間で、医療虐殺の〝犠牲者〟は、約2100万人にも達する。

太平洋戦争の〝犠牲者〟は、310万人という。

なら、戦後のガン戦争の〝犠牲者〟はその7倍近くになる。

もう一回言おう。厚労省の責任者ですら、「抗ガン剤はガンを治せない」と明言している。

「超猛毒で強烈発ガン性がある」「多くのガン患者は、その猛毒と発ガンで死んでいる」

このように、ハッキリ証言しているのだ。

271人中、270人の医師が抗ガン剤にNO!

ある驚愕のアンケート結果がある。

内外の271名の医者に質問したものだ。

「……あなたは、自分自身に抗ガン剤を打ちますか?」

これに対して、「NO!」と答えたのは270人。

「ＹＥＳ！」と答えたのは、たった一人だった。医師たちは、抗ガン剤が超猛毒で、かつ、ガンを治せないことを、とっくに知っている。だから、ほぼ全員が、抗ガン剤を絶対に打たない。そして、これらドクターたちに、第二問を質問したらどうなるか？

「……あなたのクリニックにガン患者が来たら、抗ガン剤を打ちますか？」

全員が「ＹＥＳ！」と答えるのは、まちがいない。

ガンの専門医は、一生の間に一人で１０００人以上のガン患者を〝殺して〟いる。


――ガンの医者、１０００人殺して、一人前――


そんな、ガン病院の前では、患者たちが抗ガン剤を求めて行列をなしている。

その知的レベルと生存本能は、もはやゴキブリ以下である……。

ここまで言われて悔しかったらめざめるべきだ。

悪魔の抗ガン剤、ルーツは気狂い医者ウィルヒョウ

悪魔が授けた〝医学の父〟の冠

何にでも諸悪の根源はある。

狂った近代医学にも、悪魔のルーツがあった。

それが、ルドルフ・ルートヴィヒ・カール・ウィルヒョウだ（1821〜1902年）。

彼は、ドイツ、ベルリン大学学長を長期にわたって務めるなど、ドイツ医学界の大ボスとして君臨した。彼の医学理論は、近代から現代に至る医学の中枢理論となっている。

いわゆる〝セントラル・ドグマ〟――絶対不可侵の黄金律である。

そして、彼自身は「医学の父」という称号を授かっている。

それでは、いったいだれが、この男に〝医学の父〟の冠をかぶせたのか？

それはロックフェラー財閥である。この一族は近代から現代にかけて、世界の医療利権を独占してきた。その巨大財閥にとって、ウィルヒョウ理論は、まさに人類〝洗脳〟の道具として、きわめて優れた装置であった。

ウィルヒョウは政界にも進出して、当時、鉄血宰相として怖れられていたビスマルクの政敵として対峙した。つまり、ドイツ政界を二分する一方の勢力の頂点に立ったのだ。人並み外れた権勢欲、名誉欲、さらには金銭欲……。闘争心も激しく、逆らう者は、いっさい許さなかった。悪魔勢力の庇護を受けた彼に、敵する者は一人もいなかった。

自然治癒力を真っ向否定の過ち

この近代医学の〝神サマ〟は、その名声に反して、数多くの間違いを犯している。その最たるものが生命「機械論」だろう。

当時、欧州の医学・生理学界では「生命とは何か？」という議論が白熱していた。それまでの生命論は「生気論」が主流をなしていた。これに対して、イギリス産業革命を背景に、新たな生命論が台頭してきた。それが、「機械論」である。

つまり、生命も精巧な機械にすぎない、という考え方だ。ウィルヒョウは、「機械論」の急先鋒だった。「生命も所詮は物体にすぎない。たんなる物質に、自然に治る神秘的な力など存在しない」と言い切った。そして、こう宣言したのだ。

「病気や怪我を治すのは、われわれ医師であり、医薬であり、医術だ」

これに拍手を送ったのが前出のロックフェラー財閥である。

こうして、ウィルヒョウは、悪魔の勢力から〝医学の父〟の冠を授与されたのだ。

生命根幹理論を否定した狂気

しかし、この〝医学の父〟は、致命的な間違いを犯している。

つまり、「生気論」を否定するあまりに、自然治癒力まで否定してしまった。

生体恒常性(ホメオスタシス)理論は、生命論の根幹である。「生命体は、常に正常を保とうとする働きがある」。その典型的な表れが自然治癒力なのだ。

ところが、ウィルヒョウは、その生命根幹理論を真っ向から否定したのだ。

まさに、ウィルヒョウ理論は、致命的に誤った欠陥理論だ。

それを唱えるウィルヒョウは、気狂い学者の称号こそふさわしい。

だから、ウィルヒョウ医学も、〝気狂い〟医学なのだ。

それが、近代から現代にかけて、医学狂育の中枢理論(セントラル・ドグマ)として君臨してきた。このウィルヒョウ理論は、いまだ、世界中の大学医学部の講義で、教えられている。よって、世界中の医学部で、自然治癒力の講座は皆無だ。

狂ったウィルヒョウ理論の医学が、患者を救えるわけがない。

だから――人類の死因1位は、医原病――という恐るべき世界が出現してしまった。

免疫細胞も知らなかった〝医学の父〟

ウィルヒョウは、ガン治療に関しても、とんでもない珍理論を展開している。

「……ひとつでもガン細胞が産まれると、それは宿主である患者を殺すまで、無限増殖する」。これが、〝ガン細胞無限増殖論〟である。

そして、この恐ろしい理論は、いまだ医学部で講義されている。

しかし、最新研究は、この〝無限増殖論〟を根底から否定する。

「――赤ん坊から年寄りまで、毎日、体内で５０００～６０００個ものガン細胞が産まれている。それでも、なぜガンにならないのか？　それは、体内を免疫細胞がパトロールして、ガン細胞を攻撃、排除しているからだ」

その免疫細胞の典型が、前出のＮＫ細胞なのだ。

人間の体では毎日、ひとつどころか、数千ものガン細胞が産まれている。

ウィルヒョウ理論が正しいなら、人類は１００万年前にとっくに絶滅しているはずだ。

医療の目的は「金儲け」と「人殺し」

ウィルヒョウは生前、免疫細胞の存在など、まったく知らなかった。

それも無理はない。ＮＫ細胞の発見は、１９７５年のことだからだ。

ウィルヒョウが死亡して73年もたっている。だから、現代医学は、ウィルヒョウに代わって最新理論などに置き換えられるべきなのだ。なのに、いまだ、カビの生えた古臭い、時代遅れのウィルヒョウ理論が、大学医学部の授業の中心を占めているのだ。

まさに——バカをつくる医学狂育だ。

バカ教授が、バカ学生を大量生産している。

医学の退廃、極まれり。あなたは耳を疑うかもしれない。

現代、「医療」の目的は、「戦争」と同じだ。

「金儲け」と「人殺し」だ。つまりは「巨利収奪」と「人口削減」なのだ。

人類の死因1位が、なんと「病院」（医原病）なのだ。

この驚愕事実が、すべてを物語る。それでも、〝洗脳〟された人々は、病院の前に列をなしている。まさに、屠畜を待つ羊の群れと、何ら変わらない。

医療マフィアの悪魔たちの高笑いが、聞こえてくる……。

抗ガン剤は無力、代替医療こそ有力！「10大原理」

ガン10大原理

わたしは、ガン治療に関する集大成として『あぶない抗ガン剤』（前出）をまとめた。
ガン治療のすべてをこめた、と自負している。
その中での、「ガン10大原理」を、ここで特記する。
抗ガン剤がいかに有害無益か、そして、代替医療がいかに有効無比かを示している。
その根拠となっているのが最新の医学論文だ。
しかし、その多くを学者、医者さらには行政、メディアも、黙殺している。
これら、「原理」を人々が知ったら、病院に来るガン患者はゼロとなるだろう。

（1）1977年「マクガバン・レポート」

「……アメリカ人の食生活は、根本からまちがっていた！」

同報告書は、5000ページにおよび、史上空前の栄養問題に関する研究と称賛されている。陣頭指揮したのは民主党のマクガバン上院議員。そこで、同レポートは、「マクガバン・レポート」と呼ばれる。この内容は、先進諸国の食事は、ガンをはじめさまざまな疾病《しっぺい》の元凶となっている衝撃事実を明らかにしている。

それは、①高カロリー②高たんぱく③高脂肪④高砂糖⑤高精白――の〝五高食品〟だ。

それを、〝五低食品〟とすることで、以下の成果が得られる。

▼ガン：発生も死亡も約20％減らせる

▼心臓病：発生も死亡も25％減

▼糖尿病：約50％減（または約50％症状改善）

この「マクガバン・レポート」は、食品業界、医療利権、マスコミなどによる猛反発で闇に葬られた。だから、日本人で存在を知る人は、きわめて少ない。

（2）1985年「デヴュタ証言」

「抗ガン剤は無力だ」と、米国立ガン研究所長が議会で証言した。

「われわれはショックを受け、深く絶望している」。米国議会の証言席で、口を開いたのは米国立ガン研究所（ＮＣＩ）のデヴュタ所長だ。ＮＣＩは、アメリカを代表するガン研究機関。そのトップが「抗ガン剤は無効」と公的に証言したのだ。

「抗ガン剤でガンは、最初は縮小し、効果があるように見える。しかし、ガンは、すぐに自らの遺伝子を変化させ、抗ガン剤の毒性を無力化し、急激に再増殖する」

つまり、抗ガン剤はガン治療に無力だった。これほど、決定的、歴史的証言はない。

（3）同証言「ＡＤＧ」（アンチ・ドラッグ・ジーンズ……反抗ガン剤遺伝子）

デヴュタＮＣＩ所長は、抗ガン剤を無力化する遺伝子を発見している。

それを「ＡＤＧ」（アンチ・ドラッグ・ジーンズ：反抗ガン剤遺伝子）と命名。それは「近代農業における農薬と害虫の関係に似ている」という。〝近代農業〟では、農薬毒性に耐性を獲得した昆虫を〝スーパーインセクト〟（超昆虫）と呼ぶ。つまり、昆虫は自らの遺伝子を変化させ、〝農毒〟への耐性を獲得する。すると、弱い毒性の農薬は効かなくなり、さらに強毒の農薬を散布する。これが〝農薬ジレンマ〟だ（65ページ参照）。

まったく、同じことが抗ガン剤にも起こる。

「……恐ろしいのは、抗ガン剤の毒性が、ガン細胞の遺伝子ADGを変化させ、〝スーパー・キャンサー〟を作り出してしまうことだ。こうして、ガンは、さまざまな抗ガン剤を投与するほど、耐性獲得と同時に、増殖力を強くしていく、つまり、凶暴化するのだ」（デヴュタ所長）

つまり、抗ガン剤投与によるガン縮小は一時的で、ADG変化でガンはより凶悪化していく。抗ガン剤はガンを悪性化、凶暴化させるだけの〝効果〟しかない。

抗ガン剤の多剤投与ほど、患者を多く死なせている

ガン縮小も5～8か月で元どおり

（4）1985年「東海岸レポート」：抗ガン剤の無効を証明

抗ガン剤の猛毒性を明らかにした決定的報告だ。アメリカ東部のニューヨーク大、シカ

ゴ大、約20の大学・医療機関による合同研究で、肺ガン患者（全員第4期）７４３人を抗ガン剤投与によって4グループに分類した。

投与量は、Ａ：３種類、Ｂ：２種類、Ｃ：１種類（抗ガン剤Ｆ、抗ガン剤Ｇ）

■**抗腫瘍効果（ガン縮小率）**

Ａ：３種類（20％）、Ｂ：２種類（13％）、Ｃ：１種類（抗ガン剤Ｆ、６％、抗ガン剤Ｇ、９％）

抗ガン剤の「有効率」（縮小率）が、あまりに低いのに驚く。それでも、３種類、２種類、1種類……と、複数投与した群のほうが、「有効率」は高い。だから、医者も抗ガン剤は「多剤投与のほうが〝効く〟」と思い込み、何種類も抗ガン剤を同時投与している。

ところが、それは〝地獄への道〟だった……。

■**副作用死：３種、２種投与群は、一種群の7～10倍死んだ！**

Ａ：（３種類）、Ｂ：（2種類）投与群の死者数は、Ｃ群（1種類・抗ガン剤Ｆ）の7倍、（抗ガン剤Ｇ）の10倍にたっしていた。つまり、複数投与するほど縮小率は高まるが、逆に死亡率は7～10倍も跳ね上がるのだ（この衝撃事実に医者は完全に無知だ）。

■**生存期間：「縮小率」が小さいほど「生存期間」は長かった**

医者は「延命効果があります」と抗ガン剤を勧める。それは、真っ赤な嘘だった。
A、B、C群を比較すると、3種類の多剤投与グループが、もっとも「生存期間」が短かった。そして、「縮小率」6%ともっとも小さかった1種類投与（F群）が、一番「生存期間」が長かったのだ。
「……縮小効果が『高い』。それは、毒性が『強い』ことを意味する。だから、抗ガン剤は多剤投与するほど『早死にする』。皮肉な結果である。この恐怖の真実に、（医者を含め）日本人はあまりに無知である」（前出『あぶない抗ガン剤』）

■再増殖：縮小ガンも5〜8か月でリバウンドし、元に戻る

A、B、C群の「腫瘍縮小効果」（6〜20%）で縮んだガンも、再び増殖し元のサイズに戻ってしまう。比較すると20%と「縮小効果」の高かったA群ほど最速22・7週（約5か月）で、ガンは再発し、元のサイズに戻った。
「縮小効果」6%と、いちばん低かった1種投与（F群）も、31・7週（約8か月）でガンは再発し、元どおりに再増殖した。リバウンドは、それで終わらない。

——それからもADG（反抗ガン剤遺伝子）の作用により、悪性化したガン腫瘍は、みるみる増殖をつづけ、アッという間に患者の命を奪ってしまう。患者は悶絶し、医者も遺族も、空しく立ち尽くしてしまう。

■放射線治療：照射するほどガン患者は早死にする

「……『生存期間』も、腫瘍が『再増殖』するまでの期間も、もっとも長かったのは、それまで放射線治療を一度も受けてこなかった患者群だった」（同「東海岸レポート」）

（5）1988年「NCIレポート」：抗ガン剤の『発ガン性』立証

「……抗ガン剤は、強力な発ガン物質であり、投与されたガン患者の別の臓器、器官に新たなガン（二次ガン）を発生させる。抗ガン剤の正体は〝増ガン剤〟である」（「NCIレポート」）

この事実は、日本政府（厚労省）も、はっきり認めている（紀平技官、証言）。

アメリカ政府は、三大療法を否定、代替医療を強く推進

抗ガン剤は極めて危険で無効だ

(6)1990年「OTAレポート」:米政府も抗ガン剤「無効」を認めた

「……ついに、米国政府も、抗ガン剤を中心とする『通常療法』(三大療法)の無効性・危険性を公式に認めた。この年、米政府の技術評価局(OTA)は、全文300ページに及ぶ英断レポートを発表した」(前出『あぶない抗ガン剤』)

肺ガン治療などについて考察した結果、「抗ガン剤治療は、効果が極めて小さく、副作用リスクは極めて大きい」と、ほぼ全面否定。これらは、(4)「東海岸レポート」などの結果を検証したものだ。そして、「OTAレポート」は、次のように勧告している。

「……抗腫瘍効果が、必ずしも患者のためになるものではない。『通常療法』には、過去、数十年間、ほとんど見るべき進歩はなかった。そして、『通常療法』では治らないとされた末期ガンが、『非通常療法』(代替医療)で、たくさん治っている。議会は、これら代替医療を詳しく調べ、国民に知らせる義務がある」(「OTAレポート」)

この「OTAレポート」は、アメリカのガン治療を180度、方向転換させた。

「……米政府の代替医療への予算は、1990年以降10年間で、300万ドルから、2億ドルへと67倍も激増している。そして、いまやアメリカのガン治療の主流は、『代替医療』

●図版32：ガン検診を受けた人ほど、発ガン、早死にする！（チェコ・レポートの衝撃）

肺ガン検診を受けた群(A)は、検診を受けない群(B)より、①肺ガン発生率も、②肺ガン死者数も、③総死亡数も多い。

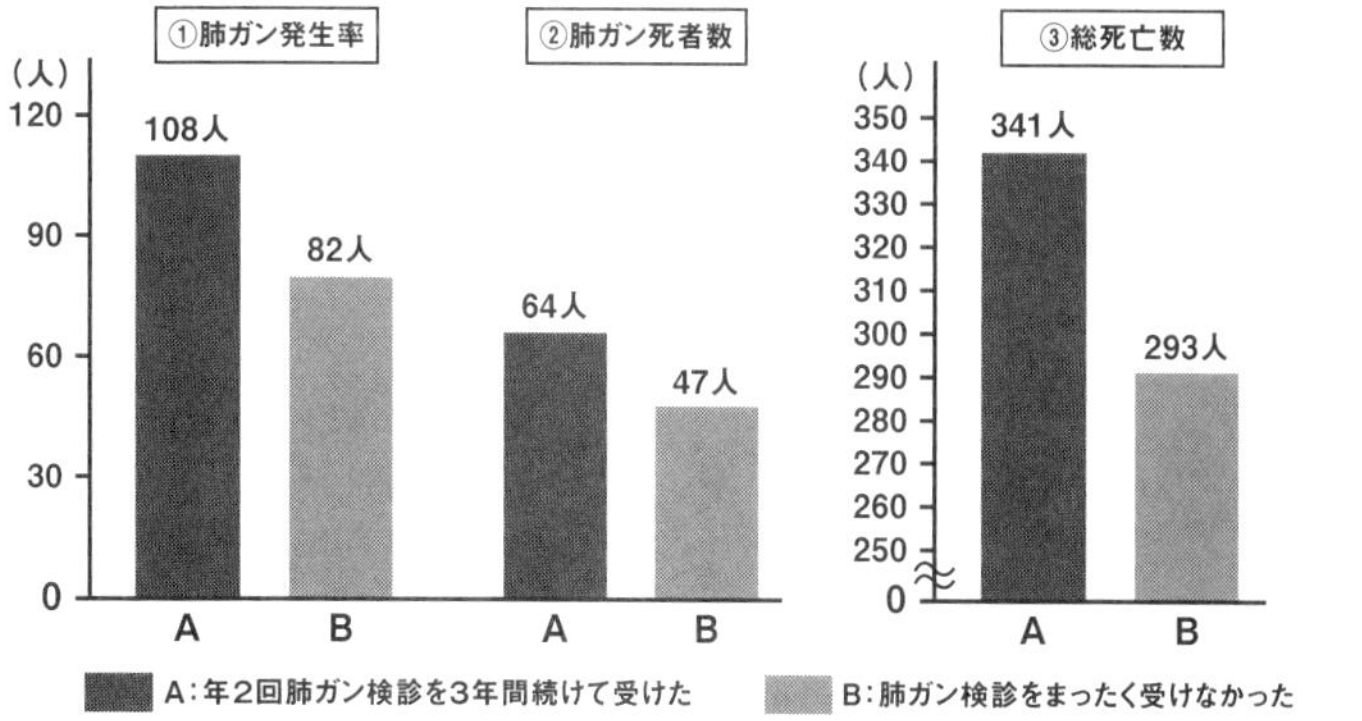

1990年、対象：喫煙男性6300人　　出典：『ガン検診は受けてはいけない!?』徳間書店

となっている。こうして、90年代以降、アメリカのガン死亡率は、毎年、数千人の勢いで減り続けている」（前出『あぶない抗ガン剤』）

検診を受けた人ほど発ガンする

（7）1990年「チェコ・レポート」：ガン検診を受けた人ほど〝早死に〟する

ガン検診の「有害性」を証明した決定的実験は、チェコスロバキア（旧）で行われた。対象は、健康な男性6300人（全員喫煙者）。以下2群に分類【図版32】。

■Aグループ：年2回、肺ガン検診を3年間つづけて受けた。

それは、胸部レントゲン（X線）撮影と喀痰検査（顕微鏡でガン細胞検診）だ。

■Bグループ：いっさい検診なし。
3年終了後、さらに、3年間かけて観察し、ガン検診の〝効果〟を判定した。
その結果は――。
▼肺ガン発生率：A（108人）、B（82人）。なんと、ガン検診を受けたA群のほうが、1・32倍も多く肺ガンにかかっていた。
▼肺ガン死亡者：A（64人）、B（47人）。肺ガン死も、検診組のほうが1・36倍も多い。
▼総死亡数：A（341人）、B（293人）。これも、A群が1・16倍増。
「……つまり、肺ガン検診を受けた組ほど、肺ガンにかかり、肺ガンで死に、早死にしていた。どうして驚愕結果となったのか？　発ガンの最大犯人は、X線被ばくだ。胃ガンのCTスキャン検査の被ばくは（肺ガン検診の）胸部X線の300倍以上。だから、胃ガンCT検診は、肺ガンより300倍以上も発ガンリスクを高めかねない。そして、大腸ガン検診は、さらにその3倍……。また、乳ガン、子宮ガンなどの検診も『効果がない』と専門家は断言する」（前出『あぶない抗ガン剤』）。

動物食はガンを増殖・悪性化

（8）2005年「チャイナ・スタディー」：動物たんぱくは史上最悪の発ガン物質

●図版33：動物たんぱくは史上最悪の発ガン物質だった……

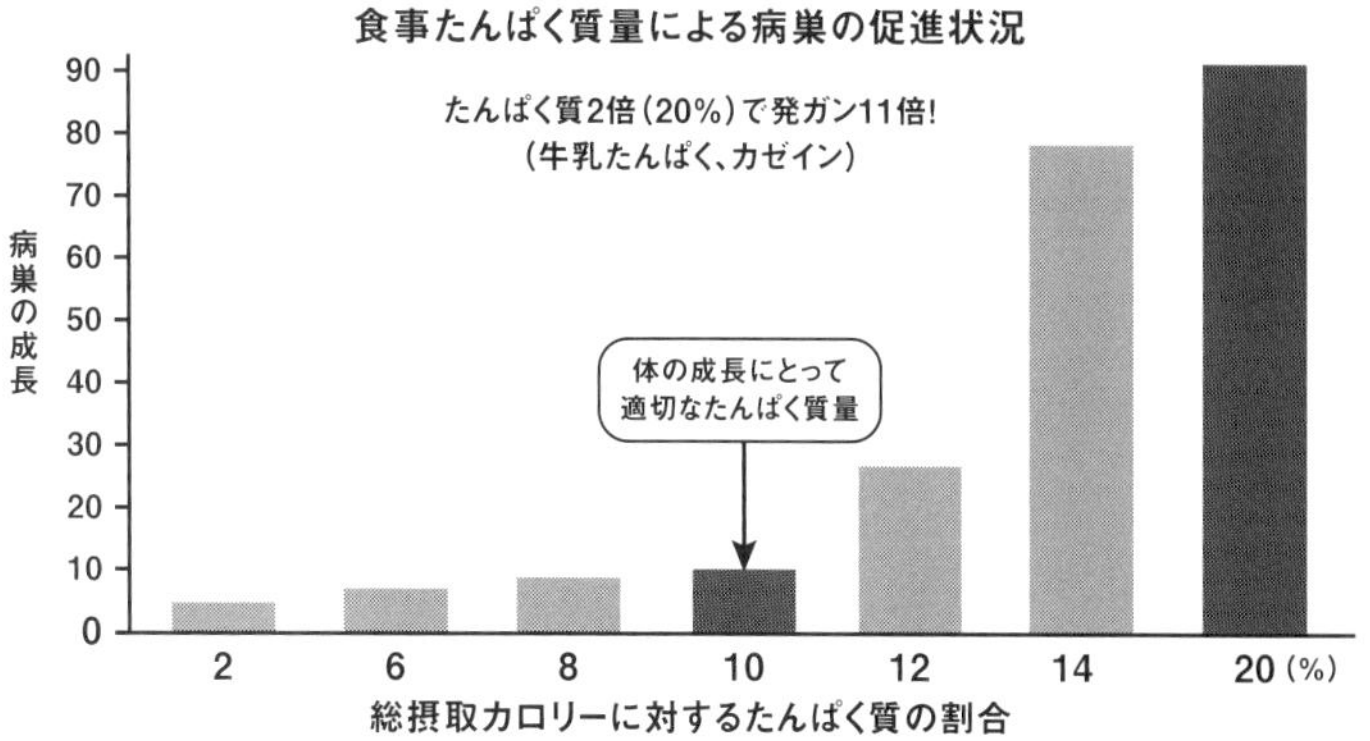
食事たんぱく質量による病巣の促進状況
病巣の成長
90
80
70
60
50
40
30
20
10
0
たんぱく質2倍（20%）で発ガン11倍！
（牛乳たんぱく、カゼイン）
体の成長にとって
適切なたんぱく質量
2
6
8
10
12
14
20（%）
総摂取カロリーに対するたんぱく質の割合

※総摂取カロリーに対するたんぱく質の割合が10%を超えると、「病巣の成長」は急上昇する。

出典：『チャイナ・スタディー』グスコー出版

コリン・キャンベル博士（米コーネル大学医学部・栄養学）がまとめた決定報告で中国と米国の「栄養と健康」を比較したもの。

その結果、アメリカ男性の心臓発作による死亡率は、中国人の17倍という驚愕事実が判明した。さらに、アメリカ女性の乳ガン死は、中国女性の5倍。これらは、動物食中心の欧米型食事が、いかに危険で誤っているかを、証明している。

「動物たんぱくは史上最悪の発ガン物質である」（キャンベル博士）

【図版33】は、動物たんぱく（牛乳たんぱく、カゼイン）摂取量を2倍にすると、ガンが9倍に激増することを示す。牛乳は最悪の発ガン飲料だった！

「……キャンベル博士は、さまざまな妨害

をはねのけ、結果を著作『チャイナ・スタディー』として発刊。『植物食』『未精白食』をすすめる同本は、全米で150万部突破の大ベストセラーとなっている」(前出『あぶない抗ガン剤』)

少食こそガン予防の決め手だ

(9) 2009年「ウィスコンシン大学レポート」:腹七分サルのガン発症率は半分以下

これはファスティング(少食)効果を証明した画期的実験だ。

「腹七分サルは若々しく、腹十分サルは老け込んだ」(同レポート)

1989年にスタートした実験には、アカゲザル76頭が使われた。

▼A:飽食組(カロリー制限なし)

約半数が死んだ。そして、全体の37%(14頭)が、ガン、糖尿病、心臓病などの老化による疾患で死亡した。

▼B:少食組(カロリー70%)

80%が生存していた。生存率はA群の1・6倍。加齢による病気で死んだのは、13%(5頭)。A群の3分の1という少なさだった。さらに、ガン・心臓病の発症率は、腹十分の飽食サルにくらべて、「半数未満に激減」していた。

ちなみに、１９３５年に行われた実験でも、腹六分マウスは、腹十分マウスにくらべて、寿命を約2倍にのびることが証明されている。

これはコーネル大学マッケイ教授の実験報告だ。

つまり、カロリー制限（少食）こそが、ガン予防と長寿の決め手なのだ。

「断食」はガンと闘うベストの方法である

抗ガン剤より「断食」療法を！

(10) ２０１０年「南カリフォルニア大学レポート」：「断食」はガンと戦うベストの方法

「ファスティング（断食）は、ガンと闘うベストの方法だろう」（『タイムズ』２０１２年２月10日付）
これは、南カリフォルニア大の実験報告を受けての結論だ。

同大ヴァルター・ロンゴ教授（長寿学研究所・所長）は、のべている。

「……乳ガン、皮ふガン、脳腫瘍でマウスの実験を行うと、化学療法（抗ガン剤）に『断食』を加えたばあい、化学療法だけより、生存率は高く、腫瘍成長は遅く、転移も少なかった」

これは、まさに「断食」が、ガン治療に有効であることの証明だ。

ガン患者に対する臨床実験でも、同じ結果が出た。

「……２０１０年、乳ガン、尿路ガン、卵巣ガンなど10人の患者を、化学療法の前２日間、断食させたら、化学療法の副作用が少なかった」（同教授）

化学療法（抗ガン剤）は、ガンを増殖させる作用しかない。だから、この実験でも、化学療法をやめて、「断食」のみの治療にすれば、ガンはさらに劇的に縮小するはずだ。

半年で10㎝のガンが消えた！

「ガンのマウスに『断食』をさせたら、ガン細胞はきわめて弱体化した」（ロンゴ教授）
これら実験結果を踏まえ、ロンゴ教授は、こう結論づけている。
「……ガンと闘う方法は、ガン細胞を狙い撃ちするする薬（抗ガン剤）を開発することではない。正常細胞だけすぐに順応できる『断食』を行うことだ。それにより、極端な（体内）

■直径10cmのガンが6か月で完全に消えた！

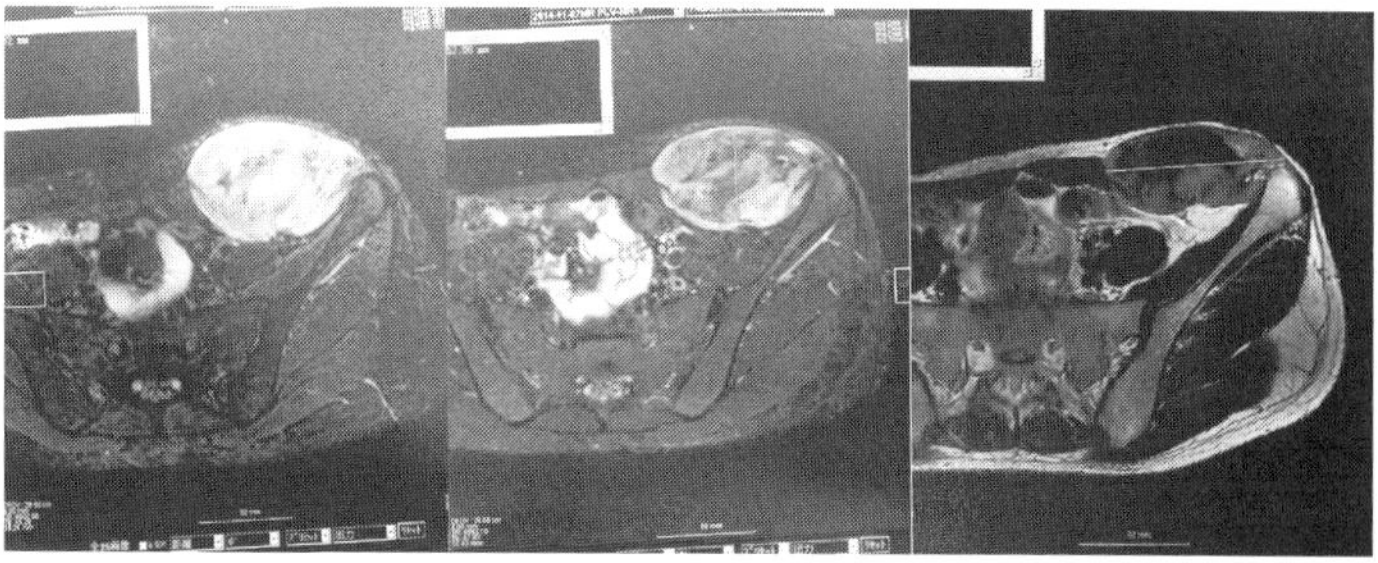

【写真5】

2014.9.5→ 8日断食 →2014.11.7→ 22日断食 →2015.3.5

プレミアムデトックス1回目
8日断食
(1日1食)10日　計22日

プレミアムデトックス2回目
7日断食＋クリーンデトックス

環境をつくり、ガン細胞を〝困惑〟させるのだ」

日本のファスティング医療の権威、鶴見隆史医師は、こう結論づける。

「……これは画期的な研究です。何千億円も投入して開発する抗ガン剤や分子標的剤よりも、たんに絶食（断食）したほうが効果がある。医薬品会社にとっては悪夢のような研究結果ですな」（笑）

じっさい、「断食」療法だけで、半年で直径10センチのガンが完全消滅している。（37歳・女性・主婦）【写真5】。ガンの正体は、〝体毒の塊〟だ。

「断食」すると、身体は、最優先で、この〝体毒〟を体外に排泄する。

だから、「断食」でガンが消えるのは、あたりまえ。

――以上、「ガン10大原理」について、解説した。

抗ガン剤の正体は、人類の人口削減のための大量殺戮兵器である。

すでに、日本だけで、戦後、２０００万人以上が、〝虐殺〟された……。

昨今のコロナ・ワクチンも同じ大量殺戮兵器である。

わたしは、この目のくらむ真実を40年以上、訴えつづけてきた。

それでも毎年30万人以上が〝ガン治療〟の名のもとに虐殺されている……。

抗ガン剤の毒性を説いても聞く耳をもたない。そして、苦痛と苦悶におそわれたとき、ようやく〝だまされた〟ことに気づくのだ。

しかし、もはや手遅れだ……。　骸骨のようにやせこけ、カビまみれで死んでいく道しか残されていない。

あのゴキブリすら、本能的に危機を察知して瞬時に逃げる。

せめて、ゴキブリなみの生存本能と直感力を身に付けて、ほしい……。

第5章

新抗うつ剤“パキシル”で自殺者が約1万人激増？

自殺リスク10倍!
「悪魔の薬」をなぜ認可した?

うつ病患者を自殺に追い込む「SSRI薬剤」

うつ病で最も怖い「自殺衝動」

うつ病のクスリで、自殺者が10倍増える……。

悪い冗談としか思えない。しかし、じっさい、自殺者を10倍に激増させる薬が存在する。

それが、新型抗うつ剤として〝開発〟され、日本でも認可された。

略称「SSRI製剤」。日本での商品名は〝パキシル〟。

うつ病の患者で、もっとも注意すべきは、自殺である。

よく「うつ病患者を、励ましてはいけない」という。そもそも、うつ病になりやすいのは責任感の強い人である。もっとも焦っているのは本人なのだ。

「これではいけない」「なんとかしなければ」

しかし、焦るほどに、心身の不調と、現実のギャップに苦しむ。

そんなとき、「がんばれ！」「たかが、うつだろ」などと励ましてしまいがちだ。

しかし、ただでさえ自己嫌悪に陥っているときに、元気な知人からハッパをかけられると、心が折れてしまう。世を儚《はかな》んで自殺衝動に突き動かされてしまう。

うつ病患者は、それほど心が繊細なのだ。

だから、うつ病の患者に対しては、自殺衝動を起こさないよう、細心の配慮が必要だ。

衝撃の告発書『抗うつ剤の功罪』

ところが、新薬として開発され、日本でも認可されたＳＳＲＩ抗うつ剤は、自殺者を最大10倍も増やす……と、知って仰天した。

うつ病患者を10倍自殺に導く――！ まさに悪魔の向精神薬だ。

この「悪魔の薬」の存在を知ったのは一冊の本からだ（『抗うつ剤の功罪』デイヴィッド・ヒーリー著、田島治 監修、谷垣暁美 訳、みすず書房２００５年刊行）。

副題は「ＳＳＲＩ論争と訴訟」。分厚い医学専門書にもかかわらず、２００９年には第五刷となっている。帯には、こうある。

「うつ病患者の自殺衝動を抗うつ薬が強める――このショッキングなリスクの詳細と、それが最近まで十分に認識されなかった原因を、精神薬理業界の深部から告発する」定価

4200円。400ページを超える大部《たいぶ》の本だ。

著者デイヴィッド・ヒーリー博士は、イギリスの医学博士で、カーディフ大学精神医学部の教授である。多数の著書もある高名な精神医学者だ。

なぜ現代、うつ病が1000倍にも増えたのか？

うつ病〝ビジネス〟が始まった

ヒーリー博士は、うつ病という病の存在にすら疑問を抱いている。

「……うつ病は、抗うつ剤のない時代には、認識されていないも同然だった。当時、メランコリアと呼ばれていた。それに罹患しているのは、100万人中50～100人にすぎないと考えられていた。現在の推計では、この数字ははなはだしく押し上げられ、100万人中10万人が『うつ病にかかっている』ことになっている。なんと1000倍の増加だ！」

（前出『抗うつ剤の功罪』）

ほんの少し前まで、うつ病なんて病気はなかった。

それが、いつの間にか、１０００倍に患者数が〝爆発〟している！　何かおかしい。

「……いまでは、新聞も雑誌もテレビも、うつ病がどれほど多く見られる病気で、どれほど深刻に人を無力化するか、という話でいっぱいだ。うつ病は、人類にとって非常に重大な、しかも非常にありふれた災厄に数えられ、疾病の頻度としては、心臓病に次いで2位である」（ヒーリー博士）

人は、だれでも気分が沈むときはある。もの悲しく落ち込む。それを、かつてはメランコリアと呼んでいた。当時は、それは一種の気分であり、だれも病気とは思っていなかった。

いまや心臓病に次ぐ第２位の患者数

それが、心臓病に次ぐ第2位の病気の〝地位〟を確保している。

「……１９９０年代までは、うつ病が〝企業化〟される心配はほとんどなさそうだった」とヒーリー博士はいう。〝企業化〟とは「金儲け」の対象という意味だ。

製薬会社は、メランコリアをうつ病という病名に変えた。それは、〝気分〟から〝疾患〟に昇格したのだ。「うつ病」という病名を発明した製薬会社は、すぐに、それを治療する（！）

抗うつ剤を開発し、販売し始めた。〝気分〟を食い物にするビジネスの始まりだ。

「……驚くべき事実は、最初の世代の抗うつ剤が発見されたとき、すでに、これらの使用が〝自殺〟につながる可能性が認識されていたことだ」（同博士）

――博士は、一人の犠牲者、ケイトリン・ハーカムの例をあげる。

以下、顛末を語るのはケイトリンの母である。

19歳の娘はプロザックを処方され、首を吊った

性格と行動が劇的に変わった

……1998年4月のある月曜日に、私の19歳の娘ケイトリンは、ピアノの椅子に立って、枕カバーを頭からすっぽりかぶり、寝室の梁《はり》から垂らしたポニーの調馬索《ちょうばさく》で首を吊りました。あの子の頭の中の死刑執行人は、正確にその仕事をやってのけたのです。

ケイトリンは、自殺の数週間前に〝プロザック〟（※著者注。ＳＳＲＩ抗うつ剤のイギリスでの商品名。日本ではパキシル）を処方されていました。彼女の体内には治療薬として処方された分量の〝プロザック〟以外に、いかなる薬物もなかったことが、検死で明らかになっています。その前のクリスマス、私たちは、とても賑やかに過ごしましたが、クリスマス休暇の間に、ケイトリンは恋人がどんなにひどい男か思い知りました。しかも、男に失望するのは、それが初めてではなかったのです。悲しみに沈むケイトリンに、友達の多くが〝プロザック〟をすすめたのです。

「〝プロザック〟を飲むと体重が減る」というのも、すすめる理由のひとつだったようです。

「……このクスリは、〝エンジン〟がかかるまで、２週間かそこら必要だから、すぐ効かなくても気をもまないように」と、医師はケイトリンに言った。ところが、彼女の行動はすぐに劇的に変化した。初めて〝プロザック〟を飲んですぐ、カレッジから帰ってきた彼女は、踊りながら台所に入って来た。「とっても気分がいいわ」。しかし、上機嫌は長くは続かなかった。奇妙な行動をとるようになった。学内の立ち入り禁止の場所に入ったり、先生に向かって、激しくつっかかったり。さらに、近所の家からステレオを盗んだ。そして、「なぜ、そんなことをしたのか自分でもわからない」という。私を殺す夢や、自分が死ぬ夢を見てうなされた。人生最後の週末には、学校をさぼって、自分の体を傷つけ、酒場で酔って醜態を演じた。そして……ケイトリンは、首を括《くく》って果てた……。

……"プロザック"が、この子の死刑執行人だった、と私は確信しています。(要約)

うつ病・自殺を激増させた犯人は抗うつ剤だ

うつ病1000倍増の謎も解ける

ヒーリー博士は、悲しみをこらえて、こう綴る。

「……ケイトリン・ハーカムが自殺したのは、"プロザック"のせいなのか、それとも、うつ病だったからなのか、意見が分かれるところだろう。しかし、彼女の自殺を引き起こしたのが、うつ病だと信じて疑わない人も、抗うつ薬の起源をさかのぼれば、心をかき乱されずには、いられないだろう。彼女が縊死《いし》する45年前、すでに抗うつ剤で、うつ病でない人の自殺を引き起こす可能性があることが、知られていた」

つまり、自殺の原因は、うつ病ではない。抗うつ剤という薬物なのだ。

「……抗うつ剤の使用によって、事態を悪くさせているのではないか、と懸念される理由は、たくさんある。抗うつ剤が、導入されてから、うつ病の頻度が1000倍に増えたという。だから何かが間違っている」（同博士）

そして、1990年代に入って、SSRIが盛んに使われるようになっている。

人体にない化学物質ストレス

ヒーリー博士は断言する。

「……うつ病でセロトニン異常が証明されたことは一度もない」

これは「うつ病の原因は、セロトニン減少」、という〝セロトニン原因説〟の否定だ。

それは、SSRIのうつ病治療薬の存在も、根底から否定することになる。

なぜなら、これら抗うつ剤は、〝セロトニン原因説〟に基づいて開発されているからだ。

「……セロトニン減少が、うつ病の原因である、という考えが、科学的研究に由来するものではない、としたら、それはどこから来たのだろう？　SSRIのマーケティングでは、SSRIがセロトニンレベルを上げることが強調されていた」

「……SSRIの生み出す問題は、『ストレス症候群』と呼ぶほうがふさわしい。SSRIは本来、人体にはない化学物質である。脳にとってもストレス要因となる。このストレス

の結果は、人によっては、薬をやめ、システムが平衡《へいこう》を取り戻そうとするときに顕著になる」（同博士）
薬品名の由来でもある〝阻害剤〟が、すべてを物語る。
それは、生命を阻害し、生体にとって過酷なストレスを与えるだけだ。

講演後に大学からは解雇通告

抗うつ剤をはじめ向精神薬は、世界の巨大製薬会社（ビックファーマ）にとって、目の眩《くら》む利権だ。売り上げは、抗ガン剤市場と双璧をなすという。

その背後に、ロックフェラー、ロスチャイルド財閥という巨峰が聳《そび》えている。

わたしは『抗うつ剤の功罪』を読んで、身が震えるほど感動した。それは、著者のヒーリー博士が、たった一人でこれら超巨大な医療利権に立ち向かっていることだ。

それは、まさに風車に突撃するドン・キホーテの無謀さに通じるかもしれない。

しかし、徒手空拳《としゅくうけん》で巨大医療マフィアに闘いを挑む姿は、じつに痛快で、胸を躍らせる。

しかし、その闘いは快進撃だけではなかった。

博士はとある場所でSSRIを痛烈に批判する講演を行った。

壇上から降りた博士の手元に届いたのは、勤務先の大学からの通知だった。

「貴殿を解雇します」

大学から解雇されても、彼はひるむことなかった。

「悲劇はサリドマイドを超える」（ヒーリー博士）

患者を自殺・他殺に追い込む

ヒーリー博士は、うつ病患者を自殺や他殺に追い込む薬剤を、〝怪物〟とみなす。

「……本書は、私が怪物の触手の一本に巻き付かれ、5年間じっくりとそれを研究した末に生まれた。その触手には〝プロザック〟の入れ墨（タトゥー）が彫られている。何部屋分も溜めたデータが指し示しているのは、〝プロザック〟をはじめとする一群の薬に、自殺を誘発する可能性があり、それらを製造している企業は、それを知っているという事実だ」

（『抗うつ剤の功罪』「まえがき」より）

問題のＳＳＲＩ抗うつ剤のイギリスでの商品名は〝プロザック〟だ。ヒーリー博士は、〝プロザック〟を処方されたうつ病に、異様な自殺が多発していることに気づく。徹底した調査を重ねた結果、その自殺リスクは、投与しない場合と比較して、約10倍に達することを突き止めた。

そのような向精神薬が、世界中でうつ病患者に大量に処方されている！

膨大論文の山と格闘する

ヒーリー博士は、「まえがき」で「ＳＳＲＩに関する資料、論文を、何部屋も満杯になるほど集めた」と記している。その猛烈な真理探究のガッツに圧倒される。

世界中から集めた論文、臨床報告などを渉猟し、うつ病患者にＳＳＲＩ薬を処方した場合としなかった場合で、自殺がどれほど増えているか？　それを徹底検証している。

普通、うつ病患者は、精神科でなんらかの向精神薬を投与される。そのほとんどが抗不安剤やＳＳＲＩ以前の抗うつ剤などだ。これら向精神薬の投与群と比較して、ＳＳＲＩ投与群に、どれくらい自殺が多いか、を立証しなければならない。

ヒーリー博士は膨大な論文の山に挑んだ。

そして、ＳＳＲＩ投与群は、明らかに自殺頻度が高いことが、判明した。ある論文では

3～4倍、ほかのケースでは5～6倍……と、自殺者は、明らかに増えていった。

そして、ついに、次の結論に達した。

「……〝ジェイゾロフト〟〝パキシル〟〝プロザック〟が、自殺の引き金を引くリスクは、プラセボ（対照群）の3倍から10倍になる」（前出『抗うつ剤の功罪』）

サリドマイドを凌《しの》ぐ惨劇に

ヒーリー博士は戦慄した。

「……近い将来、サリドマイド被害でさえ、小規模だと思わせるような恐ろしい薬禍《やっか》または医療禍を引き起こしかねない」

サリドマイド被害は、１９５０～60年代にかけて、世界40か国以上で発売された睡眠薬〝サリドマイド〟で、胎児にアザラシ状の先天異常を多発させた〝薬害〟だ。世界で約1万人もの奇形児が生まれたと推計されている（日本国内では約１０００人）。

ヒーリー博士は、抗うつ剤ＳＳＲＩが引き起こす自殺は、サリドマイドの悲劇すら大きくしのぐだろうと、予測している。

精神科医としての良心と危機感が、博士を突き動かした。

そして、この大部の一冊に結実したのだ。

「……現在〝プロザック〟〝パキシル〟などは（自殺衝動の）『警告』を付けずに市場で野放しにされている。私は、それはとんでもなく危険なことだと信じる」（『抗うつ剤の功罪』「まえがき」）

知りすぎた好漢、ヒーリーはゆく

そもそも、ヒーリー博士とは、どういう人物なのだろう？

『抗うつ剤の功罪』の訳書監修者で、自らも精神科医である田島治教授（杏林大学保健学部）は、「解説」をこう締めくくっている。

「……彼は、文字どおり精神医学界の異端児で、一部の専門家からは、忌み嫌われる人物となっているが、アイルランド生まれらしい好漢《こうかん》でもある。それにしても、この本は、まさに『太平の眠りを醒ます蒸気船』とでも言えようか。邦訳自体が躊躇《ちゅうちょ》され、筆者自身も、その衝撃的な内容に〝眠れない〟日が続いたことを告白しなければならない」

「彼は、欧米の抗うつ薬の規制や指針に関する公聴会や委員会にもアドバイザーとして関与しており、これらの枠組みは、おおむね彼の主張する方向に向かっている。時代を先取りした――知りすぎた男――ヒーリーは、日本の専門家やユーザーの目覚めに期待している」

（※この本の刊行は２００５年。その後、ヒーリー博士の孤軍奮闘は、完全に実った。いまや、世界中の国々で、ＳＳＲＩ薬剤には「自殺企図」などの「警告表示」が『添付文書』で義務付けられている。快男児は勝利したのだ）

「希死念慮」「自殺行動」（既遂、未遂）に警鐘乱打！

■薬なのに「有効性が確認できない」とは！

前述にもあるように、ＳＳＲＩ薬剤はヨーロッパでは、商品名〝プロザック〟として販売されている。日本では、〝パキシル〟。メーカーは「グラクソ・スミスクライン」。

その『添付文書』を見てみよう。

■**「効能または効果」**：「うつ病」「うつ状態」「パニック障害」「強迫性障害」「社会不安障害」

「外傷後ストレス障害」

（※副作用欄に、ちゃんと「不安」「焦燥」と明記されている。これで、うつ病、パニック障害が治るわけがない）
■**「警告」**：赤枠・赤字で以下のように書かれている。
「海外で実施した7～18歳の大うつ病性障害患者を対象としたプラセボ（偽薬）対照試験において、有効性が確認できなかった、と報告。また、自殺に関するリスクが増加するとの報告もあるので、本剤を18歳未満の大うつ病性障害患者に投与する際には、適応を慎重に検討すること」

（※「有効性が確認できなかった」「自殺リスクが増加する」なら、たんなる神経毒だ。医薬品として売るな！）
■**「用法注意」**：「抗うつ剤の投与により、24歳以下の患者で、『自殺念慮』『自殺企図』のリスクが増加するとの報告があるため、本剤の投与に当たっては、リスクとベネフィットを考慮すること」
■**「重要な基本的注意」**：
（1）「うつ症状を呈する患者は、『希死念慮』があり『自殺企図』のおそれがある」
（2）「若年成人（大うつ病性障害患者）において、本剤投与中に『自殺行動』（自殺既遂、自殺企図）のリスクが高くなる可能性が報告されている」

（3）『自殺目的』での過量服用を防ぐため、自殺傾向が認められる患者に処方する場合には、一回分の処方日数を最小限にとどめること」

（4）「うつ病以外で、本剤の適応となる精神疾患において、『自殺企図』のおそれがあり、さらにうつ病、うつ状態を伴う場合もある」

（5）「家族等に『自殺念慮』や『自殺企図』『興奮』『攻撃性』『易《い》刺激性』などの行動の変化及び基礎疾患悪化があらわれるリスク等について十分説明を行い、医師と緊密に連絡を取り合うよう指導すること」

（6）「不安、焦燥、興奮、パニック発作、敵意、攻撃性、衝動性、躁病など現れることがある」

（7）「投薬中止によって、めまい、知覚障害、電気ショック様感覚、睡眠障害（悪夢を含む）、不安、焦燥、興奮、意識障害、吐き気、振戦《しんせん》（ふるえ）、錯視、発汗、頭痛など現れる」（要約）

（※とにかく『添付文書』は「自殺」への警鐘を乱打しまくっている。つまり、ヒーリー博士の告発を、製薬メーカーは、完全に認めているのだ。この「注意」を読めば、〝パキシル〟を希望する患者は、ゼロになるだろう）

〝パキシル〟導入で、自殺者数1万人近くジャンプ!?

〝有料屠畜場〟に並ぶ人々

〝パキシル〟の『添付文書』には「自殺企図」「自殺行動」「自殺念慮」「希死念慮」などの用語が続出している。つまり、製薬メーカーは、SSRI薬剤が、「自殺を引き起こす」ことを、はっきり認めている。

ヒーリー博士の命をかけた告発は、完全勝利に終わったのだ。

なら――、うつ病患者など精神疾患の患者に処方したら、間違いなく自殺を増やすような〝精神毒物〟を政府は認可するな！　と、声を大にして言いたい。

これは、先述の抗ガン剤など、ガン治療にも共通する。

毎年38万人、ガンで死亡している――と厚労省は発表しているが、これは真っ赤な嘘だ。うち30万人は、ガンで死んではいない。

猛毒抗ガン剤などによる〝ガン治療〟という名の殺戮《さつりく》で虐殺されているのだ。

抗うつ剤も、まったく同じだ。

「注意」に「精神症状を悪化させる」と正直に書いている！

抗ガン剤には発ガン性があり、ガンを新たに増やしている。ＳＳＲＩも、なんのことはない。精神疾患を新たに増やし、悪性化させている。まさに、燃え盛る火事にガソリンをかけているのと同じだ。

これは、もはや医療ではない。壮大な詐欺犯罪であり、大量殺人でしかない。

しかし、政府、教育、テレビ、新聞で〝洗脳〟された人々は、喜々として病院という名の〝有料屠畜場〟の門前に列をなしている。

〝促進剤〟で自殺者３万人台に突入？

ヒーリー博士が命をかけて告発したように、ＳＳＲＩ薬剤は、自殺を最大10倍に激増させる。恐るべき自殺衝動だ。製薬メーカーも、恐怖の「自殺増加」を認めている。

だから、『添付文書』で、異様なほどくり返し注意喚起している。

そして、この〝自殺促進剤〟が日本でも認可された。

すると、奇妙で恐ろしいことが起こっている。

●図版34：自殺者急増は新抗うつ剤の出現と符合する

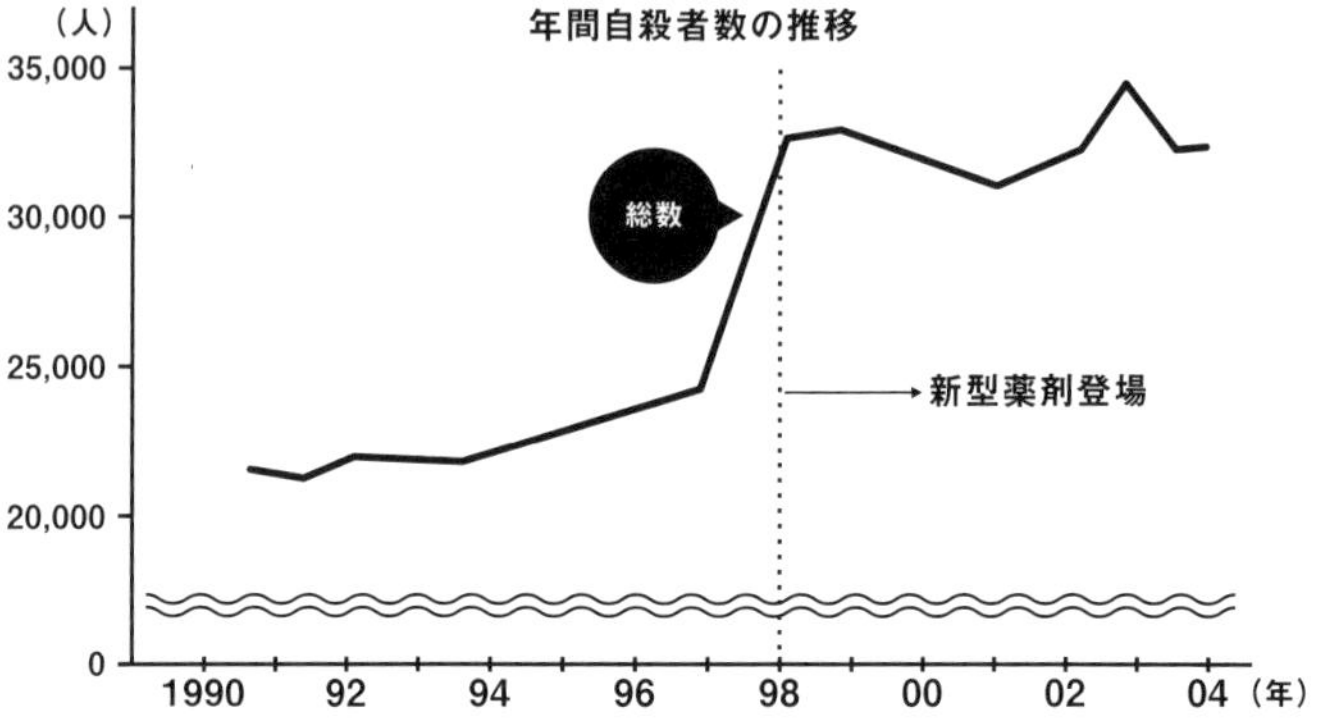
年間自殺者数の推移
（人）
35,000
30,000
25,000
20,000
0
総数
新型薬剤登場
1990
92
94
96
98
00
02
04
（年）

出典：警察庁調べ

【図版34】を見てほしい。日本の自殺者の推移だ。97年から98年にかけて、自殺者数がはね上がっている。

わずか、1年で自殺者が8472人も爆増しているのだ。この異様な自殺者数ジャンプは、なぜ起こったのか？

じつは、この頃、日本でSSRI抗うつ剤で認可され、大々的に使用が開始されている。

その代表的な抗うつ剤が〝パキシル〟なのだ。

たとえば、〝パキシル〟は2000年11月に、薬価収載され、販売が開始されている。1997年から2000年にかけて、自殺者の異常な増加が起こっている。

〝パキシル〟販売まで3年のタイムラグがあるように見える。

●図版35：一般的な医薬品の基礎研究から承認審査、市販後までの主なプロセス

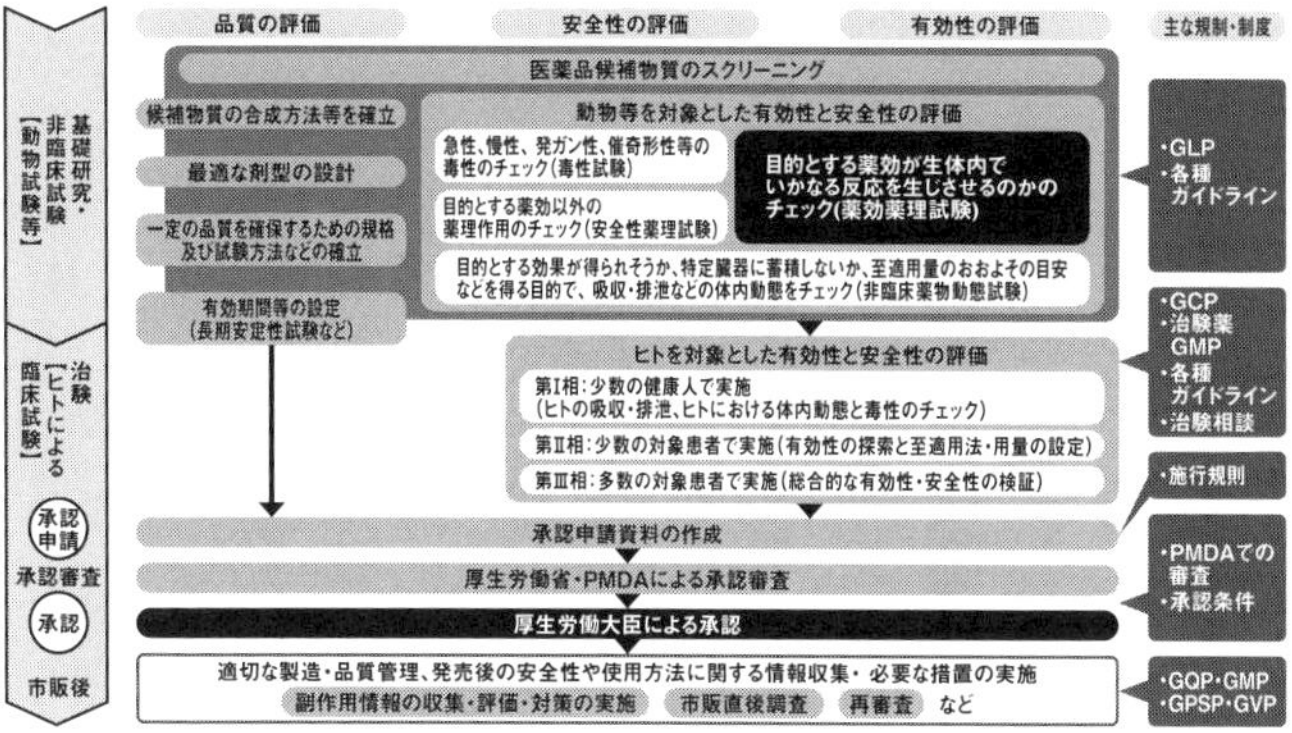

全国的に治験が行われた？

しかし、医薬品は、認可前に臨床試験などの基礎研究が行われなければならない。

それも①「基礎研究」、②「動物試験等」、③「治験（ヒトによる臨床試験）」、④「承認申請」、⑤「承認審査」を経て、ようやく⑥「承認」となる【図版35】。

「治験」も「第Ⅲ相」では、多数の対象者で、実施される。

最終的に、これら多くの臨床データに基づき認可が下される。

だから、〝パキシル〟認可前に全国の精神科の多くの医療現場で、当然、臨床試験されていた。試供品として、広く精神科医に提供されていただろう。さらに、セロトニ

ン再取り込み阻害剤は、〝パキシル〟だけではない。

似たクスリにSNRI、NaSSAなどがある。副作用はSSRIに酷似している。

これらも未承認でも〝治験〟を名目に医療現場で使われることは多い。

だから、その〝効果〟で3年後に自殺爆増という形で現れたのではないか?

ヒーリー博士が「自殺者を10倍増やす」と警告した新抗うつ剤。それが、承認前に全国的に広く治験として大量試用された可能性は大いにある。

この異常な自殺増を説明できるのは、〝自殺促進剤〟新抗うつ薬しかない。

1万人近い自殺者数〝ジャンプ〟の後、自殺者は3万人台の高止まりで推移している。

それは自殺促進剤〝パキシル〟などの抗うつ剤の使用が高止まりで安定しているからではないか。

セロトニンを増やすには、ただ日光浴すればよい

理性・安心の神経ホルモン

そもそも、ＳＳＲＩ抗うつ剤は、どういう経緯で〝発明〟されたのか？

「……ＳＳＲＩとは、英語名『選択式セロトニン再取り込み阻害薬』の頭文字。その名のとおり、脳内の神経間のセロトニン再取り込みを阻害する。その結果、セロトニンの働きを強めたり、ＢＤＮＦ（脳由来神経栄養因子）という物質の産生を通して、うつや不安を改善すると考えられている」（「ウィキペディア」）

この背景には、「うつ病はセロトニン欠乏で起きる」というセロトニン原因説がある。

セロトニンは、神経ホルモンの一種だ。脳内の神経伝達物質のひとつで、別名〝理性のホルモン〟と呼ばれている。セロトニンには、精神安定効果などが確認されている。

「……日光を浴びると、私たちの脳内では『セロトニン』という神経伝達物質が分泌され

ます。セロトニンは、精神の安定や安心感や平常心、頭の回転をよくして直感力をあげるなど、脳を活発に働かせる環境にする脳内物質です」（ブログ「平成医会」）

ただし、「うつ病はセロトニン減少によって起こる」という証拠はどこにもないのだ（ヒーリー博士）。

生理〝阻害〟薬は有害である

ＳＳＲＩ（セロトニン再取り込み阻害薬）という、訳のわからない薬名がついている。

これは、神経細胞（シナプス）が互いに情報伝達するとき、情報伝達物質の一種であるセロトニンを、神経細胞が取り込んでしまう。すると、セロトニンが減少する。それが、うつ病の原因だ。なら、神経細胞によるセロトニン取り込みをストップしろ！という論法なのだ【図版36】。しかし、まるでアクロバットのような発想だ。

「阻害薬」という名前自体がすべてを物語る。「生理阻害」する毒物なのだ。

人体の自然な生理活動が「阻害」されれば、さまざまな障害が起こる。

それは、子どもでもわかる。

こんな、有害機能を使わなくても、心の〝精神安定剤〟セロトニンを体内で増やす方法は、いくらでもある。

●図版36：中枢神経（脳）の情報伝達系を毒物でブロック！

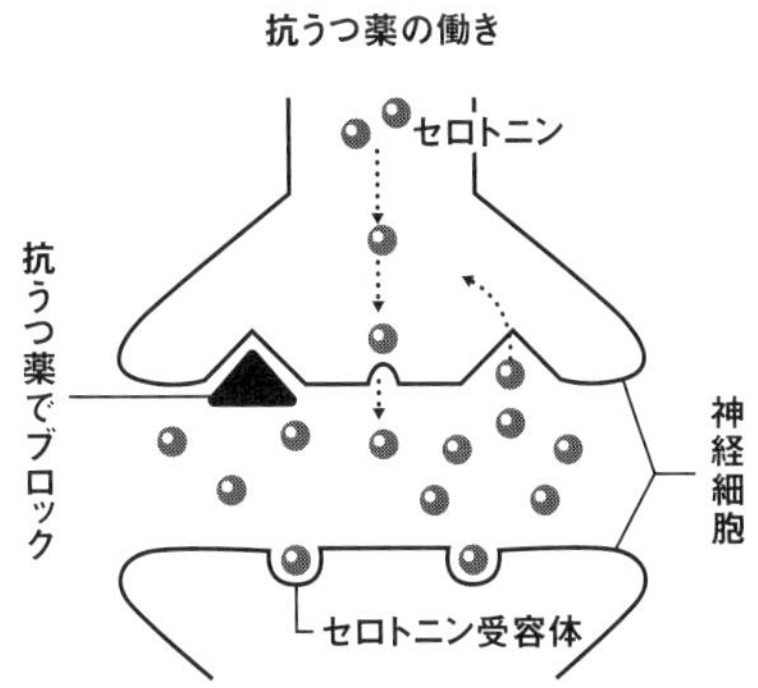
抗うつ薬の働き
セロトニン
抗うつ薬でブロック
神経細胞
セロトニン受容体

出典：『東京新聞』2009年5月8日付

■日光浴：もっともかんたんなのが、日光浴だ。

日光を浴びれば、体内セロトニン濃度は、急増する。なら、ＳＳＲＩ薬剤など、まったく必要ない。

うつ病患者を日光浴させれば、体内の精神安定物質セロトニンは、大量に生成される。日光浴するだけで、気分はよくなる。これは、ヨガなど東洋医学の常識である。

さらに、紫外線で増えるビタミンＤは、免疫細胞マクロファージの栄養源だ。

日光浴は、うつに優れた効き目があるだけではない。コロナ・ワクチンの副作用にも免疫力増強で多大な効果を発揮する。

日光浴、断食、菜食は儲からない

しかし、全国の、いや世界の精神医療クリニックで、うつ病患者に日光浴させている病院があるか？　寡聞《かぶん》にして聞いたことがない。

日光はタダである。まったく、カネがかからない。

これこそが、精神科医が、うつ病治療で、日光浴を行わない理由なのだ。タダの日光で、うつ病が治ってしまったら、精神科医は、すべてオマンマの食い上げである。

これは、他の医療にも共通する。

■菜食：心臓病は、完全菜食シフトで100％完治する。血栓が詰まった冠状動脈も、ツルツルに自己浄化する。同様に全身の血管は自己浄化して、血流が改善する。そのため、万病が治っていく。むろん、うつ病もガンも糖尿病も治る！

「ただ菜食シフトするだけで、医療費の80％は不要となる」（コリン・キャンベル博士）

しかし、心臓病の専門医は、患者にこの真実を絶対に教えない。

「ただ、菜っ葉を食べるだけで、心臓病が完治する」ことを患者が知ったら、心臓外科医もまたオマンマの食い上げとなる。それより、彼らは巧みにバイパス手術へ勧誘する。

これなら、一回の手術で11万ドル（約1500万円！）も稼げる。

■断食（ファスティング）：うつ病患者に断食させるとウソのように治っていく。

血液が浄化され、酸性体質からアルカリ体質となる。イライラのストレスホルモン、コルチゾールや、怒りホルモンのアドレナリンが激減し、快楽ホルモン、エンドルフィンや愛情ホルモン、オキシトシンが分泌される。

だから、ファスティングこそ、うつ病を治す妙法である。

ガン治療もしかり。「菜食」「断食」で、ガンは見る見る消えていく。

しかし、ガン専門医は、絶対に食事指導をしない。

食事を変えるだけで、ガンは治ってしまう。

すると、ガン専門医も、メシの食い上げとなるからだ。

■タワシまさつ：わたしが日々実行している健康法だ。

シュロのタワシで全身の皮ふをゴシゴシこする。

この皮ふ刺激は健康を促進すると同時に、免疫力、精神力を劇的に向上させる。

うつ病患者に実践させれば、うつ状態は、ウソのように消えていく。

■**筋トレ**：筋肉からは生理活性物質、〝マイオカイン〟が分泌されている。
だから、筋トレ、運動するほど、精神も活性化する。うつ病患者は、安静で甘やかしてはいけない。バンバン、筋トレさせて鍛えれば、うつなどウソのように消えていく。
――結論、うつで精神科に行くのは、〝殺してください〟とお願いに行くようなものだ。「うつは心の風邪」とは、よく言ったものだ。「日光浴」「菜食」「断食」「まさつ」「筋トレ」で、一撃で治る。自殺を10倍増やすと警告される〝パキシル〟など、飲むのは自殺行為だ。

自殺、不安、性機能障害、おう吐、めまい……

体も心も破壊されていく

SSRI抗うつ剤の副作用は、「自殺衝動」だけではない。

生理阻害剤なのだから、さまざまな障害が起こって当然だ。

精神科に行くと次のような〝地獄〟が待っている。

まさに、体も心も破壊されていく。

▼不安障害：「投薬直後に、一時的に不安を増悪する場合がある。だから、ＳＳＲＩ開始直後は、抗不安薬（ベンゾジアゼピン系）の併用がすすめられます。ＳＳＲＩによる治療効果が現れ始めると、継続することで不安は収まっていき、治療を２か月も続けると、５割以上の方がパニック障害から解放されます」（「銀座診療内科クリニック」ブログより https://www.ginza-pm.com/treatment/serotonin.html）

（※半数以下は、パニック発作から解放されない！）

▼性機能障害：抗うつ剤（特にＳＳＲＩ）の大きな副作用のひとつに性機能障害がある。男女を問わず、非常に高い頻度で現れる。その一方で、予防方法は確立していない。

抗うつ剤を中止していても、数か月から数年単位で、障害が持続することがある（子づくりは、もはや絶望的！）。

▼セロトニン症候群：頻度は非常に稀《まれ》とされるが、不安、イライラ、混乱などの症状が現れることがある（逆に「理性のホルモン」は激減する！）。

▼消化器系症状：吐き気、おう吐、下痢、便秘などの症状が現れることがある。

▼精神系症状：眠気、めまい、ふらつき、不随運動など頭痛などの精神神経系の症状が現れることがある。

うつ病に悩む患者に、これほどの副作用のある〝毒物〟を投与しているのだ。

患者は、うつ症状に加えて、これだけの副作用に苦しむことになる。

患者が無知なのは仕方がない。これほどの専門知識を持つのは不可能に近い。しかし、医者はちがう。

「知らなかった」ではすまない。患者に〝パキシル〟などを投与することは、間接殺人に手を染めるのに等しい。

それを、わたしの提案する「日光浴」「タワシまさつ」「菜食」「断食」「筋トレ」と比べてみよ。ＳＳＲＩ薬剤投与が、いかにアホらしいかが、判るはずだ。

第6章

パンは食べるな! 輸入小麦は“毒”まみれ

日本の発ガン農薬“グリホサート”残留基準は
アメリカ基準の1000倍

モンサント社、320億円支払い命令で敗訴

原告席で号泣した末期ガン患者

「……被告モンサント社に、2億9000万ドルの支払いを命じる」裁判長の声が法廷に響き渡った。その瞬間、原告席の黒人男性は、顔をおおって泣き崩れた。2018年8月10日、米国サンフランシスコ裁判所は驚きと感動に包まれた。

原告席で、喜びのあまり号泣したのはドウェイン・ジョンソンさん。カリフォルニア州に在住する彼は、末期ガンに侵されていた。職業は校庭などの整備師（グラウンド・キーパー）だった。彼は、ガンになったのは農薬大手メーカー、モンサント社の除草剤「ラウンドアップ」が原因だ、と同社を提訴していた。

そして、この日、陪審は同社に、2億9000万ドル（約320億円）の支払いを命じる評決を下したのだ。

「……陪審は、全員一致で、モンサント社の行動には『悪意があり』、除草剤『ラウンドアップ』と、その業務用製品『レンジャープロ』が、原告ジョンソンさんの末期ガンの『実質的』な原因だった、と結論づけた」（「ＡＦＰ」２０１８年8月11日付）

弁護士はロバート・ケネディ・ジュニア

学校の校庭管理などの作業で、除草剤も多用されていた。そこで、大量に使用されていたのがモンサント社製のラウンドアップ系除草剤「レンジャープロ」だった。

当然、日々の散布作業でジョンソンさんも、この有毒薬剤を浴びていた。そして、体調に異変を感じた２０１４年、彼は悪性ガンと診断された。病名は「非ホジキンリンパ腫」。

「……ＷＨＯ（世界保健機関）の外部組織である『国際ガン研究機関』（ＩＡＲＣ）は、２０１５年にラウンドアップの主成分である〝グリホサート〟を『おそらく発ガン性がある』物質と指定し、カリフォルニア州が同じ措置を取った。これに基づいて、この裁判は起こされた」（同「ＡＦＰ」）

モンサント社は、声明で「ジョンソン氏とその家族に同情する」と述べた一方で、「過去、40年間、安全かつ効果的に使用され、農業経営者らにとって重要な役割を担ってきた。その製品を、これからも精一杯、擁護していく」と、上訴の意向を示した。

このジョンソンさんの裁判は、モンサント社製品でガンになった、と訴えた最初のケースだ。さらに、注目を集めたのが、原告ジョンソンさんの弁護士が、あの故ロバート・ケネディの忘れ形見であったこと。兄ジョン・F・ケネディ暗殺の後に、彼もまた悪魔勢力の凶弾に倒れている。

息子であるロバート・ケネディ・ジュニアが、ついに〝闇の勢力〟に一矢を報いたのだ。

「……モンサント社が敗訴したことで、最近ドイツの製薬会社バイエルに買収されたばかりの同社を相手どって、数百件の訴訟が起こされる可能性が高まった、と専門家らは指摘している」（同「AFP」）

ケネディ・ジュニア弁護士も、判決の法廷で記者団に対して、胸を張って語った。

「……この評決をきっかけに、今後、新たな裁判が次々に起こるだろう」

世界中が〝グリホサート〟禁止に向かう

オーストリア、フランスも禁止

すでに、米・ニューヨーク州では、ラウンドアップを「安全な農薬」と宣伝することが禁止されている。

フランスでも、控訴裁判所がモンサント社のラウンドアップの一世代前の農薬〝ラッソー〟によって、農民に神経損傷の被害を与えたとして、同社に有罪判決を下している。

２０１９年７月２日、オーストリア下院は、〝グリホサート〟全面禁止の法律を可決した。施行されれば、ＥＵ加盟国では〝グリホサート〟を全面禁止する初めての国となる。

２０２１年の段階では公共の場所や医療機関などで部分的には使用禁止になった。しかし、農業分野での使用は引き続き認められている。

全面禁止を訴えてきた社会民主党のヴァーグナー党首は次のように声明を出した。

「……〝グリホサート〟の発ガン性を裏付ける科学的証拠は増加している。私たちの身の回りから、この毒物を追放することは、われらの責務だ」

フランスでも2019年1月15日、リヨン行政裁判所はラウンドアップ商品の販売許可を取り消す判決を下した。仏政府は、2017年に〝グリホサート〟を主成分とする除草剤の販売を認可していた。リヨン判決は、「販売認可は、有害な可能性のある製品の販売を禁止する『予防原則』ルールに反する」と販売許可を取り消したのだ。

この判決を受けて、仏当局は即日、この商品を販売禁止とした。

世界は全面禁止に雪崩《なだれ》現象

フランスのマクロン大統領も2021年までに〝グリホサート〟農薬を全面禁止にすると発表している。

「……私は、フランスが〝グリホサート〟を使わない世界初のワイン産地となると信じている」(マクロン大統領)

ドイツのメルケル首相も2019年6月26日、連邦議会で「〝グリホサート〟使用は、いずれ終わる」と声明。使用禁止を含めた規制強化に踏み切る姿勢を示した。

アジアでも〝グリホサート〟禁止の動きは、止められない。

ベトナム政府（農業開発省）も同年、4月10日、〝グリホサート〟使用禁止を発表。同国は、2016年、〝グリホサート〟農薬の新規登録を中止、調査の結果、全面禁止に踏み切った。同国は、同時に〝グリホサート〟農薬の輸入を禁止した。

これに対して、アメリカのパーデュー農務長官は「世界の農業には、壊滅的な打撃を与えるだろう」と怒りをあらわにした。

1万件以上もの民事訴訟が爆発

しかし、そのアメリカですら、カリフォルニア州政府は、2017年、〝グリホサート〟を州の発ガン物質リストに加えた。

その後、同州にならって、ニューヨーク州、フロリダ州、イリノイ州など、公園・学校など公共の場での〝グリホサート〟使用を条例で禁止する自治体が続出している。

アメリカ全土から〝グリホサート〟が追放されるのも時間の問題だ。

こうして世界の国々や自治体が、〝グリホサート〟禁止に、雪崩《なだれ》を打っている。

その背景には、モンサント社に対する訴訟が爆発的に増えているからだ。

この有毒除草剤でガンになった……との民事訴訟が1万件以上も起こされているのだ。

ラウンドアップほど悪評まみれの農薬も珍しい。

世界は禁止、日本だけ緩和の狂気

大地揺るがす〝NO! モンサント〟

欧米の反モンサント運動は、ハンパない。

世界中の市民運動にとって、毎年、5月は「反モンサント・デー」(現在は、「反バイエル・モンサントデー」)となっている。

２０１９年5月にも、国際的なデモが開催された。

「……世界中の農民や労働者など広範な人々が、一斉に抗議行動をおこなっている。今年(２０１９年)も18日に、フランスやスイス、ドイツ、アメリカ、カナダ、オーストラリアなど数百の都市で一斉にデモ行進をおこなった。行動の主眼はモンサントが開発したラウンドアップを含む除草剤への抗議だ。ラウンドアップの発ガン性や遺伝子への影響が問題になり、２０１３年に始まった『反モンサント・デー』は、今年で7回目を迎える。抗議行動の高まりのなかで世界各国ではラウンドアップの使用禁止や販売中止、輸入禁止が主な流れになっている」（『長周新聞』２０１９年５月23日付）。

世界で２００万人以上がデモに参加

２０１９年５月18日、フランスでのデモはすさまじく、世界中から数千人が参加した。群衆は、この後、反政府の「黄色いベスト」運動にも合流している。フランスは世界３位の農薬消費国だ。だから、ラウンドアップについても関心は、きわめて高い。

２０１３年の第１回「反モンサント・デー」には、なんと２００万人以上が駆けつけた。さらに２０１５年のデモには、世界40か国以上、約４００都市で抗議行動が行われた。このように年々、規模が大きくなっている。

それだけ、世界の各国政府は、民衆、市民の怒りを無視できなくなっている。

これらものすごい数の市民の声を無視すれば、それこそ政権がもたない

ＷＨＯ（世界保健機関）による〝グリホサート〟の発ガン性指摘後、さらに挟撃《きょうげき》は続いた。

白血病、発ガン性、アレルギー

2017年、アメリカ国立ガン研究所（NCI）など共同研究プロジェクトは、〝グリホサート〟が急性骨髄性白血病の原因となるリスクを公表した。

この病気は、白血病の中でも悪性で、5年生存率は27％という。

2019年2月、ワシントン大学研究チームは「〝グリホサート〟にさらされると、発ガン・リスクが41％増大する」と発表した。

さらに――。

「……腸内環境を破壊することでアレルギーなど自己免疫疾患などの原因になったり、神経毒として自閉症や認知症を誘発する可能性が指摘されている。また、生殖に与える影響も懸念されている。精子の数の激減、胎児の発育に影響を与える可能性だけでなく、世代をこえて影響する危険を指摘する研究も発表されている」（同『長周新聞』）

日本は、世界の〝毒〟のゴミ捨て場になる

●図版37：世界に広がるグリホサート規制の動き

■国として規制　■州・自治体が規制
■民間企業・団体等が自主的に使用を制限

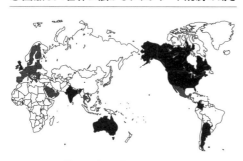

各国がグリホサートの禁止・規制へと動きだしている。国として禁止を決めたのは、ルクセンブルク、ドイツ、オーストリア、チェコ、フランス、マルタ、メキシコ、フィジー、トーゴ、フランスなど。規制など禁止へと向かっているのは、イタリア、タイ、ベトナム、コロンビアなど。

悪魔に媚びを売る日本政府

世界各国は発ガン農薬〝グリホサート〟全面禁止に舵を切っている。

地図上からも規制・禁止する国、地域が拡大していることが分かる【図版37】。

【図版38】（次ページ）は、世界各国の規制・禁止を時系列で表したものだ。まさに、圧巻……。世界が〝グリホサート〟禁止に、シフトしていることが、はっきりわかる。

日本政府だけが不可解な対応をしている。

●図版38：国・州・都市ばかりか企業も続々

グリホサート製品を禁止する動き

2017年	9月	フランスは、22年までにグリホサートを禁止する方針を発表
	10月	中東・湾岸協力会議（GCC）加盟6か国（アラブ首長国連邦、バーレーン、クウェート、オマーン、カタール、サウジアラビア）は、グリホサートを禁止
		欧州議会は、22年までに農業用グリホサートの使用禁止を求める決議を採択
	12月	EU加盟6か国（フランス、ギリシャ、ルクセンブルク、ベルギー、スロベニア、マルタ）の農業・環境大臣は連名で、EU委員会にあてでグリホサートの段階的禁止計画の策定要請の書簡
2018年	9月	チェコは19年から、収穫前の乾燥目的の使用も含め、グリホサートを全面的に禁止することを発表
2019年	3月	欧州司法裁判所は、欧州食品安全機関（EFSA）がグリホサートの健康リスクに関するすべての文書を公開しなければならないと判決
		ベトナム政府農業・農村開発省は、米国でのグリホサート訴訟の陪審評決を受けてグリホサートを含む除草剤の輸入を禁止
	5月	インド・ケララ州は除草剤グリホサートの販売を禁止。パンジャブ州など4州に続く5番目
	6月	オーストラリア・ビクトリア州環境水資源計画局は公共用地でのラウンドアップを含むグリホサートの使用見直しを開始
	7月	オーストリア国民議会はグリホサートの全面禁止法案を可決
	9月	ドイツ連邦政府は、23年末までにグリホサートを全面禁止にする方針を決定
	12月	フランスは流通量の4分の3に相当する36種類のグリホサートを含む農薬の登録取消を発表
		トーゴ共和国農業畜産水産大臣は、グリホサート製剤の輸入、販売、使用の禁止を命令
2020年	1月	米国食品大手のケロッグ社は、原料の小麦やオート麦における乾燥目的のグリホサートの収穫前散布を25年までに段階的に取りやめるよう取り組んでいると明らかにした
		ルクセンブルグ農業省が20年末のグリホサート禁止を発表
	3月	フィジーはグリホサート禁止を20年12月31日からと決定
	4月	タイ国家有害物質委員会は、コロナ禍を理由とした産業界からの延期要求を退け、グリホサートの使用規制強化を予定通り実施すると決定
	6月	メキシコ環境天然資源省は24年までにグリホサートを禁止するために段階的に使用削減に取り組んでいると声明を発表

企業でも、米ケロッグ社やスイス・ミグロス社などがグリホサートを使用した製品の販売を中止する動きをみせている。

出典：新聞「農民」2020年8月10日付

●図版39：2017年におこなわれたグリホサートの基準値緩和例

食品	旧	変更後
小麦	5	30
大麦	20	30
ライ麦	0.2	30
トウモロコシ	1	5
ソバ	0.2	30
その他の穀類	20	30
アズキ類	2	10
その他の豆類	2	5
テンサイ	0.2	15
シュンギク	0.1	0.2
ブドウ	0.2	0.5

単位はmg/kg（1mg/kg=1ppm）

出典：有機農業ニュースクリップの表をもとに作成

世界は禁止、しかし日本は緩和――。

完全に反対の対応をしているのだ。

各国が規制・禁止に動き始めた２０１７年、日本だけが〝グリホサート〟残留基準を大幅にゆるめている【図版39】。

日本政府は、２０１７年、グリホサート残留基準を大幅改定（改悪）した。世界各国は禁止なのに、日本は逆に緩和……。まさに、狂気の選択だ。

▼小麦：５→30（６倍）▼大麦：20→30（１・５倍）▼ライ麦：０・２→30（１５０倍）▼トウモロコシ：１→５（５倍）▼ソバ：０・２→30（１５０倍）▼その他の穀類：20→30（１・５倍）。〈＊単位ｐｐｍ〉。

▼コメ（玄米）は０・１で据え置かれた。

主食の基準値を低く設定したのは、グリホサートが本当は危険であることを政府も知っているからだろう。その他、小麦、大麦、ソバなど、30ｐｐｍも残留ＯＫとは……！

まさに、日本人への殺意満々ではないか。

これは、ドンドン、ラウンドアップ農薬を使いなさい、と奨励しているのと同じだ。さらに、１８０度、世界の動きに逆行している。

日本の政治家も役人も、闇の悪魔勢力に脅され、媚びを売っている。

顔色をうかがい、忖度《そんたく》して、もみ手する。もはや、醜悪の一言だ。

世界の〝毒〟がやってくる！

「……商品などのリスク評価をする内閣府・食品安全委員会は、〝グリホサート〟に加味して、『発ガン性、繁殖能に対する影響・催奇形性および遺伝毒性は、認められなかった』などとする評価書を２０１６年７月にまとめた」（「ヤフーニュース」２０１９年７月25日付）
そして、２０１７年12月、〝グリホサート〟残留基準を大幅に緩和した。
すると、何が起こったか？
規制・禁止が続発する世界中で、行き場をなくしたラウンドアップ農薬が、日本列島に怒濤《どとう》のように殺到してきた。

■世界中から発ガン除草剤がナダレ込んで来た！

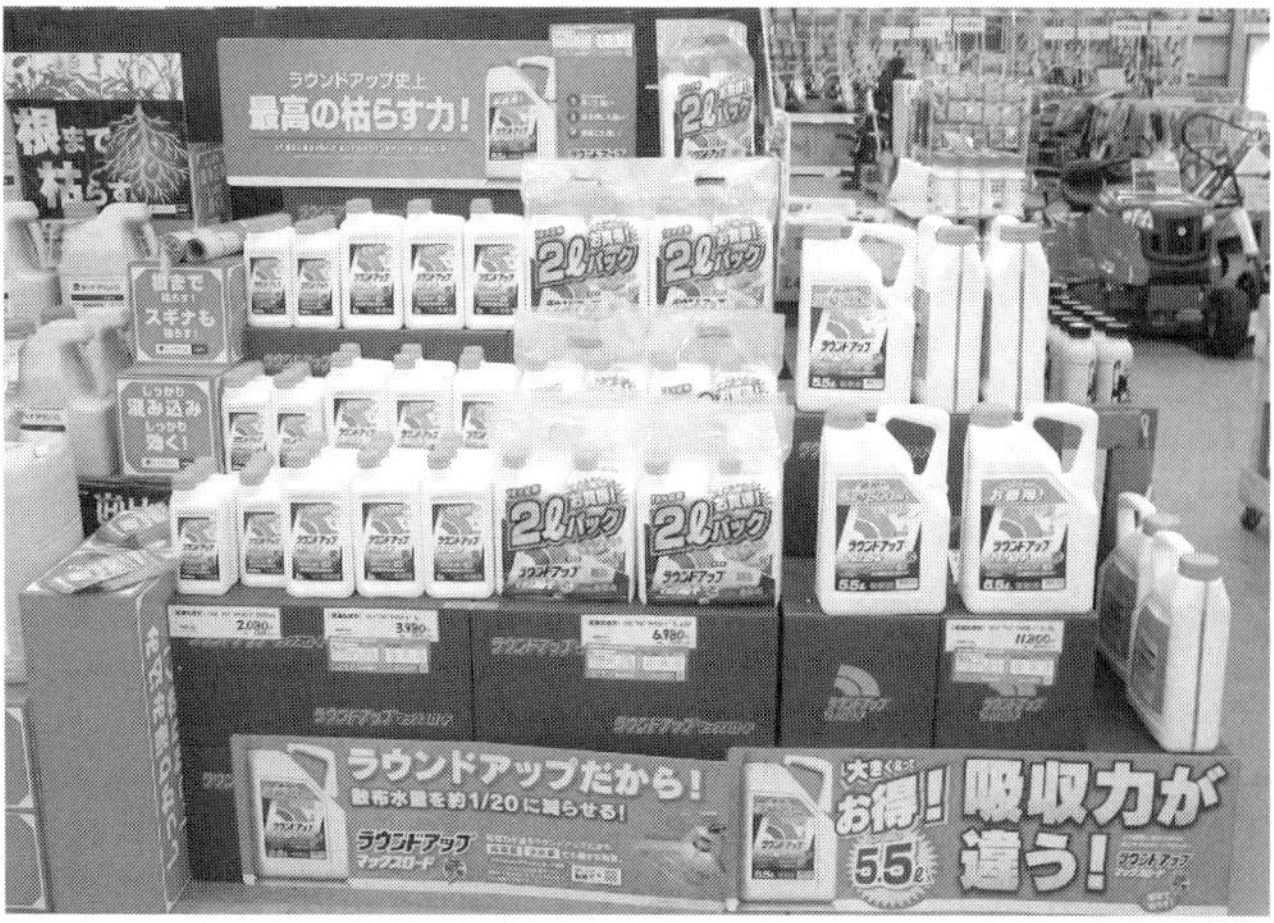

【写真6】

あなたは、この頃から、聞いたことのない除草剤ＣＭが、盛んにテレビや雑誌などで、くり返されることに違和感を覚えたはずだ。そして、スーパーやホームセンターの売り場にズラリ、ラウンドアップ商品が、ひしめくようになった【写真6】。

ここでも、日本は世界の有毒商品の〝ゴミ捨て場〟と化している。

日本人を根絶やしにして、この楽園の日本列島を盗もうと計画している連中がいるのではないか？

〝かれら〟にとっては、世界で売れなくなったラウンドアップを日本中で、売りさばける。こうして日本中を猛毒ラウンドアップ漬けにするのだ。

そうして日本人を根絶やしにする。

さらに食品への〝グリホサート〟残留基

準をはねあげる。輸入小麦がその典型だ。
日本に輸出する小麦は、〝グリホサート〟という毒で汚染し放題……。
こうして、じわじわ日本人はみな殺し。
まさに、金儲けと人殺し。一挙両得！
最後に、緑の日本列島はいただきだ。

パンは食べるな！ 給食もお菓子も〝毒〟まみれ

アメリカ産小麦の9割超汚染

「パンは食べるな！」と言えば、パン業界の方々から、総スカンを食うだろう。
すべてのパンを食べるなと言っているのではない。
国内産の小麦で焼いたパンなら安心だ。いわゆる〝地粉《じごな》〟パンだ。

しかし、ほとんどのパンは、輸入小麦が原料だ。

その輸入小麦に、思わぬ〝毒〟が（とうぜん）仕込まれているのだ。

それが、農薬〝グリホサート〟だ（商品名は「ラウンドアップ」）。

日本の小麦自給率は15％である。だから、国内消費の85％は輸入小麦となる。小麦製品といえば、パン、うどん、ラーメンなどだ。日本人の胃袋を満たすこれらの食品は、５３０万トンもの輸入小麦でまかなわれているのだ。

この小麦は、どこから輸入されているのか？　その多くはアメリカ産だ。ついで、カナダ産など。そして、アメリカ産小麦の９割以上から発ガン農薬〝グリホサート〟が検出されている。カナダ産小麦は、さらに悪い。

ほぼすべてに〝グリホサート〟が残留している（農水省・残留農薬の調査結果）。

小麦から〝グリホサート〟が残留農薬として検出された。なら、それを原料とする市販のパンなどの小麦製品も汚染されている。

学校給食パンも軒並み汚染

わたしは「パンは食べるな！」と本章タイトルでも呼びかけている。

【図版40】（次ページ）が、その根拠だ。市販や学校給食のパン14品目を分析した結果、12

●図版40：学校給食のパンから残留農薬が検出

商品名	地域	小麦の原産地	分析結果（ppm）
中学校の給食パン	東北	不明	グリホサート0.03
焼きそばパン	関東	不明	グリホサート0.07
コッペパン	関東	外国産 80%、県産小麦 20%	グリホサート0.05
小学校の給食パン	関西	不明	グリホサート0.03
コッペパン黒糖	関西	不明	グリホサート0.07
学校給食パン	九州	不明	グリホサート0.08
学校給食パン	九州	アメリカ、カナダ	グリホサート0.07

品目（86％）から〝グリホサート〟が検出されている（農民連食品分析センター調べ、2020年2月）。

14品目のうち国産地粉を原料とするパン2品目からは、〝グリホサート〟はまったく検出されなかった。

この〝グリホサート〟検出テストで、学校給食のパン4品目から〝グリホサート〟が検出されている。子どもたちは、これら発ガン性農薬が残留したパンを〝強制的〟に毎日食べさせられているのだ。

堪えがたい人権侵害だ。保護者としても、耐えきれないはずだ。

子どもに強制される毒入りパン

あなたは、わが子が毎日、学校で食べさせられている給食パンに、発ガン農薬が残留していることを、初めて知ったはずだ。

また、【図版40】を見ると、市販の「焼きそばパン」「コッペパン」なども全滅だ。だから、国産小麦以外のパンは「買ってはいけない」「食べてはいけない」。

すると、学校給食のパンは論外となる。

はやくいえば、給食を子どもに食べさせてはいけない。弁当を持たせなさい。こう言うと、過激に受け取られがちだ。

しかし、韓国をごらんなさい。この国は、学校給食の完全オーガニックを、ほぼ実現している（後述226ページ）。韓国の子どもたちは、〝グリホサート〟など猛毒農薬が残留したパンなどとは無縁で、安全な学校給食を楽しんでいるのだ。

収穫前に除草剤散布のナゾ

なぜ、アメリカやカナダから日本に輸出されるすべての小麦に、〝グリホサート〟が残留しているのか？

それは、あえて「残留させるために」散布しているからだ。

「……輸入小麦は収穫前に〝グリホサート〟が散布されます。これを『プレ・ハーベスト処理』と言います。これが、高頻度に検出される理由だと考えられます」（八田純人氏、農

民連食品分析センター所長『食べもの通信』2022年4月号）

これは、ミステリアスな散布方法と言わねばならない。〝グリホサート〟は除草剤である。なら小麦収穫直前に散布する意味がわからない。

八田氏は、こう推測している。

「同処理が行われる背景には、世界の穀物価格が低迷し、収量と品質を確保しなくては、小麦農家は暮らせないという事情があるのです」（同『食べもの通信』）

しかし、これでは収穫前に除草剤を撒く説明にはなっていない。

ある〝闇の力〟が日本向け、小麦に有毒〝グリホサート〟をまんべんなく残留するよう、〝指導〟しているのではないか。これは、たんなる邪推ではない。

狙いは売り上げ増と日本人殺し

2017年、突如、日本政府は〝グリホサート〟の残留基準を5倍〜150倍も緩和した。

「これもプレ・ハーベストのような残留しやすい散布方法が前提となっていると考えられます。そもそも、農薬製造会社は、農薬を売ることで利益を得るので、『より散布される』農法を追求します。日本が基準値緩和に積極的な背景には、このような〝企み〟も存在しています」（八田氏）

モンサントは、１００％ロックフェラー財閥が所有する会社だ。そして、ロックフェラーは〝闇の勢力〟イルミナティの中枢を掌握している。そして、〝やつら〟は地球人口を5億人まで削減する――と本気で計画している。コロナ・ワクチンによる攻撃も人類みな殺し作戦だ。そして、農薬に混入する〝毒〟の目的も、人口削減なのである。

その陰謀に気づいた世界の市民たちは「ノー！　モンサント」の声をあげ、数百万単位のデモをくり広げている。だから、これらの国々で〝グリホサート〟を売ることは絶望的だ。

そこで、モンサント社は、日本列島という〝お花畑〟に平和に暮らす日本人をターゲットにすえたのだ。

「利益原則」から「予防原則」へ！

八田氏は、こう結論づける。

「……健康や環境負荷のリスクと経済的メリットを天秤《てんびん》にかける考え方は、限界です。『予防原則』と、新しい『研究評価』を取り入れ、持続可能な食料生産をどう構築するか？　消費者も生産者も、本気でアクションを起こすときです」

「予防原則」とは、〝安全〟と〝危険〟の両データがあった場合、〝危険〟を予防するために取る行動原則である。欧米では、この考えが積極的に取り入れられている。

「健康被害が明らかになってから規制では、取り返しがつかない」からだ。
――ここまで読んで、めざめるべきだ。

猛毒で発ガン性のある「除草剤」を、収穫直前の作物にブッかける狂気。こうなると「除草」とは何の関係もない。そこにあるのは〝殺意〟だけだ。すなわち、その食糧を食べる人を殺す。グリホサートの真の目的は民族浄化（ジェノサイド）なのだ。

オーガニックは韓国を見習え！　日本もやればできる

ソウルは全学校給食を有機・無償に

韓国の学校給食はオーガニック……！

初めて聞いた人も多いだろう。2017年、全国の小中高校（1万1800校：生徒数575万3000人）すべてで学校給食を実施している。そのための予算は、

5兆9000億ウォン（約5900億円）。その半分が、食材費に使われる。給食費の負担割合は、政府（特別会計）が約54％、保護者が約25％、残り約19％を自治体が負担している。

そして、これら学校給食の食材ほとんどが有機農産物というから、驚く。90％以上の食材がオーガニックという学校も多い。そして、首都ソウル市は2021年1月から、市内すべての小中高校で有機農産物による無償給食を実施している。

これは全国初の試みだ。そして、全国の学校も、それに追随している。

こうして、学校給食という〝受け皿〟を得た同国の有機農業も加速されている。

まさに、需要と供給の好循環だ。

ひるがえって日本の学校給食を見よ。

学校給食のパンから、軒並み発ガン農薬〝グリホサート〟が検出されている。

韓国の子どもたちは幸せである。日本の子どもたちは不幸だ。

有機農業大国をめざす韓国

このようにお隣、韓国はいまや有機農業と有機学校給食の先進国だ。

なるほど、それまでの韓国は日本と同様に農薬消費国であった。だから両国の発達障害児の発症率は群を抜いている（93ページ【図版21】）。

韓国は、この事実を危機ととらえた。そこから、国をあげての有機農業へのシフトが始まったのだ。

耳を疑う方が、ほとんどだろう。その原因も簡単だ。日本の政府、新聞、テレビが、この事実を完全に隠しているからだ。嫌韓、嫌中……という悪意に満ちているのが政府であり、メディアなのだ。こいつらは、〝闇の勢力〟に乗っ取られている（33～34ページ参照）。この悪魔勢力は、日本、韓国、中国などアジアの国々が仲良くなり、共存することを恐れている。だから、徹底的に仲違いさせる。

悪魔に乗っ取られたメディアの〝洗脳〟キャンペーンはとまらない。日本人は、いまだ韓国を下に見る風潮がある。しかし、すでに経済力でも、追い抜かれている。

韓国の平均賃金は世界19位、日本はとっくに追い抜かれて22位だ。

すでに、日本は韓国より貧しくなっている。この事実を、まず謙虚に受け入れるべきだ。

さて――。負けているのは経済力だけではない。健康志向でも、日本ははるかに置いていかれている。その典型が、学校給食の安全化と有機化だ。

そして、韓国は学校給食の安全のみを考えているのではない。

危険な化学肥料や農薬を使わない有機農業へ、国をあげてシフトしているのだ。

90年代から国策で有機農業を推進

農業ジャーナリストで新潟食料農業大学、准教授の青山浩子氏がリポートしている。要約して紹介する。

それによると、韓国では、すでに学校給食、食材の3割が有機農産物という（韓国では「親環境農産物」と呼んでいる）。

農業政策で、日本と大きく違う点がある。

それは、1990年代後半から、国策として有機農業が振興されていることだ。

「……韓国では、有機農産物は、環境保全を考慮し、栽培された農産物の総称である『親環境農産物』に含まれる」（青山氏）

これらは、最優先で子どもたちへの学校給食に使われている。

2016年には、生産された有機農産物の3～4割が、学校給食に使われている。

なぜ、これほど愛情に満ちた政策が可能になったのだろう？　理由は以下だ。

（1）政府の主導による有機農業の振興と推進

（2）市民運動に勢いを与えた地方自治体支援

（3）安全と健康への国民意識の高まりと協力

残念なことに、日本ではこの3点が、完全に欠落している。そして、いまだ「日本は、韓国より優秀だ」と思い込んでいる。

まさに、〝お花畑〟の住人なのだ。

市民運動リーダーを最高責任者に抜擢する

安い輸入物に対抗する安全な国内農産物

「……1970年代には韓国各地で、有機農業がおこなわれていた。農薬を使いたくないという農家の草の根的な取り組みもあるが、軍事政権下で、農家組織やキリスト教の教会などが、民主化運動の一環として、有機農業を営むという動きもあった。1993年まで軍事政権が続いた韓国では、有機農業が反政府運動であるとみなされる場面もあった」（「AGRI FACT」２０２１年7月20日付）

この流れが、大きく加速される事件が起こった。

それが、農産物自由化の大波である。ＷＴＯ体制下で、海外の農産物が押し寄せてくる。韓国政府は、ひとつの決断に達した。それが、「安全性」だ。

「安い輸入農産物に対抗するためには、国内農産物の安全性を高めるしかない」

そこで、韓国政府は、思いきった人材登用を行った。

農業部門の最高責任者である農林部長官に、民間から金成勲（キム・ソンフン）氏を抜擢したのだ。キム氏は、長年、大学教授を務めるかたわら、市民運動や有機農業のリーダーとしても活躍してきた。

このことからも韓国政府がオーガニック農業推進にかける意気込みが、伝わってくる。

国をあげての政策と意識変革

１９９８年、キム長官は、就任すると早速、「親環境農業育成法」を制定した。

99年には、「親環境農業」を実践する農家への直接支払い制度をスタートさせた。つまり、有機農産物を政府が直接買い上げ、支援する制度だ。これで農家は安心して、有機農業に専念できる。

さらに、政府は有機農産物に需要拡大キャンペーンも展開した。

一定以上の売り場面積を持つ小売店には「有機農産物コーナー」作りを強力に推奨した。こうして、国民や消費者の有機農産物に対する意識が、急速に高まっていった。

韓国では、いわゆるオーガニック農業を、次のように定義している。

■**「親環境農業」**：持続可能な農業により、農業と環境を調和させ、農作物の安全性と環境保全を両立させる農業である。

■**「親環境農産物」**：これらは、（1）「有機農産物」、（2）「有機畜産物」、（3）「無農薬農産物」、（4）「抗生剤無畜産物」に分類される。

ちなみに、2015年までは、「低農薬農産物」もあった。これは、日本でいう「減農薬栽培」に該当する。しかし、「農薬使用量を、どの程度減らしたものか消費者にわかりにくい」という理由で廃止された。

――以上を見ただけで、韓国は、日本よりはるか先をいく有機農業国家であることが、わかる。

厳格な「定義」と「認証マーク」

さらに――、韓国政府は、有機農産物についても、厳格な定義を定めている。

（１）**「有機農産物」**：合成農薬と化学肥料をいっさい使用せず栽培される。多年生の作物は、3年、それ以外の作物は種まき前2年という転換期間を経なければならない。

（２）**「有機畜産物」**：（１）の栽培基準にあわせて生産された有機飼料を給餌し、認証基準にしたがって生産された畜産物。

（３）**「無農薬農産物」**：化学合成農薬をいっさい使わず、化学肥料の施肥量を推奨されている量の3分の1以下に抑えた農産物。

（４）**「抗生剤無畜産物」**：抗生剤、合成抗菌剤、ホルモン剤が添加されていない餌料を給餌し、認証基準を守りながら生産された畜産物。

これら農産物には、種類別に『認証マーク』がある。商品に表示することもできる。ただし、「表示」には、「認証機関」の審査に合格することが前提となる。その認証制度も厳格だ。

●図版41：親環境農産物の直接支払い単価

家族農業を守流ために国が買い上げる

認証の種類（栽培方法）	田	畑	
		果樹	野菜など
有機栽培	700	1,400	1,300
無農薬栽培	500	1,200	1,100
有機持続（転換中有機）	350	700	650

単位：1000ウォン

出典：「2021年農林畜産食品部施行指針」（農林畜産食品部）より抜粋

「……つかさどるのは、国立農産物品質管理院という政府機関で、実際の審査業務は、同院から指定を受けた民間の認証機関が行っている。2021年6月時点で、認証機関は、53か所に達する」（前出 青山氏）

国が有機農産物を買い取り保証

さらに、韓国でも有機農業推進のエンジンとなっているのが「直接支払い制度」だ。これは「認証取得」とセットになっている。

「直接支払い」の予算は、すべて国庫で賄《まかな》われている。単価は、【図版41】のとおり。栽培方法や作物によって、買い上げ価格は、異なる。たとえば、有機栽培の米は、1haあたり70万ウォン（1ウォン：約0・

1円換算で7万円）、同じく果物は140万ウォン（14万円）、野菜などは130万ウォン（13万円）。交付対象の農地面積の上限は、5haである。ここには、個々の有機農家を育成するという配慮がある。巨大企業もこれらオーガニック市場に参入を狙うのは当然だ。資本力のある企業が進出してきたら、個別農家は、有機農産物の生産からはじき飛ばされてしまう。

家族農家を育成するという韓国政府の配慮がうかがえる。

有機農産物は市場全体の30％

これら、韓国の国をあげてのオーガニック運動は、順風満帆《まんぱん》だったわけではない。一時的な有機農産物の減少に見舞われたりしている。さまざまな逆風困難にさらされながらも、同国の有機農業は一歩一歩、前進を続けている。

2018年の有機農産物の作付面積は、約2・5万ha。これは、日本のJAS有機認証面積である約1・1万haの2倍以上だ。

有機農産物の普及が進まない原因のひとつが価格の高さだ。

「……小売価格は、慣行栽培の農産物に比べ割高で販売されており、筆者が韓国取材を行っていた2000年代は、1・5～2倍の価格差があった。野菜に比べて、米はさらに価格

差があった」(青山氏)

それでも、韓国では、有機農産物は市場全体の30%を占めている。

韓国は給食の完全有機化・無償化を達成する

市民運動が国を動かした

韓国の有機農産物を買い支えている2つの流れがある。

それが、農協と学校給食だ。

「……農協が最大の出荷先であり、学校給食が最大の需要先である、というのは日本で考えにくい」(青山氏)

全国の学校給食に有機農産物が導入されたのには、2つの理由がある。

(1) 学校と農家の連携:学校側と学校周辺農家が、子どもたちの安全のために手を組んだのだ。近隣の有機農家が、学校に安全な食材を届ける。それは１９９０年代に始まった。そして２０００年代に入ると、政府が推奨する親環境農産物の供給に発展していった。こうして、学校によっては、食材全体の90％が親環境農産物という。

（２）市民運動の盛り上がり：政府も有機農業の普及を後押しした。２００３年、大統領選挙で当選した盧武鉉（ノ・ムヒョン）大統領は「学校給食の直営化（外部委託廃止）、国産化、無償化」を公約に掲げていた。しかし、当選後しばらくは実行されなかった。

そのため、「公約を守れ！」と全国的な市民運動が巻き起こった。さらに、この民衆の波に乗ろうと、各地方議員候補が、選挙の公約に、給食直営化、国産化、無償化を掲げた。それが、メディアでも取り上げられた。その結果、学校給食の直営化が各地で進み、食材の国産化、地産化、さらには有機農産物の活用へとつながっていった。

やればできる！　子どもを救え

こうして、首都ソウルは、２０２１年1月、全校給食を完全有機化し、かつ費用を無償化にしている。ほれぼれする決断と実行だ。やれば、できるのである。

日本は、オーガニック先進国の韓国を見習うべきだ。オドオド、ビクビク……御身大事の政治家、役人諸兄よ！　あなたにも子どもがいるだろう。孫もいるだろう。その子らに毒物〝グリホサート〟入りのパンを給食で強制的に食べさせたいか？　そうではあるまい。

まず、世界各国にならって、〝グリホサート〟を全面禁止とせよ。農薬残留小麦も、即、輸入禁止。そうすれば、子どもや孫たちは、毒入り給食を食べさせられなくてすむ。

テレビを切れ！　新聞を止めろ！

あなたは、ここまで読んでも、にわかに信じられないかもしれない。

「テレビでは、まったく流してないよな」

「新聞キチンと読むけど初めて知ったよ」

そう……ここまで書いたことは、テレビも新聞も、ほとんど流さない。伝えない。

どうしてか？　それは、日本のメディアが完全に闇の勢力に乗っ取られているからだ。

とっくの昔に、日本には報道の自由も言論の自由もない。

わたしには、かつて１００人近い、新聞記者やテレビ関係の知人がいた。かれらは、口をそろえて、こう嘆いていた。

「本当のことが書けない」「真実の情報を流せない」

毎日、朝日、日経……など、そうそうたる大新聞の記者が嘆くのだ。

「共同は腐っています」と号泣した共同通信の先輩記者もいた。

ＮＨＫのディレクターは、こう言い放った。

「嘘ばっかり放送している。受信料は絶対払っちゃダメ！」

まずは、テレビを切り、新聞を止める。すべてはそこから始まるのです。

第７章

アメリカ産の
牛肉・乳製品は、
輸入禁止にしろ！

発ガン肥育ホルモンは和牛の600倍!
関連ガンは5倍増!

〝牛肉戦争〟米産牛肉・乳製品はヨーロッパで輸入禁止

牛丼、焼き肉、「いきなりステーキ」

日本の若い人たちは、吉野家、松屋などの牛丼が大好きだ。さらに、食べ放題の焼き肉店、ステーキハウスなども肉好きの若者たちで、にぎわっている。

しかし、これらファストフードの牛肉は、じつに危険だ。

理由のひとつは、これら安い牛肉のほとんどがアメリカ産輸入肉であることだ。

そして、アメリカでは畜産現場で、発ガン性などが警告されている、成長促進を目的としたホルモン剤が乱用されている。さらに、カナダ、オーストラリア、ニュージーランドも肉牛、乳牛ともに肥育ホルモンの使用が許可されている。だから、〝オージー・ビーフ〟もアウトなのだ。

ただ、国によって規制は、まちまちだ。アメリカでは鶏、カナダでは豚への投与は禁止

●図版42：肥育ホルモン牛肉に対する輸入禁止措置

米国産牛肉は発ガン肥育ホルモンが和牛の600倍！

天然型	合成型
17 β-エストラジオール	酢酸トレンボロン
プロゲステロン	酢酸メレンゲステロール
テストステロン	ゼラノール

●1985年12月
ECは、成長促進目的のホルモン剤を投与した牛肉の販売および輸入を禁止

されている。しかし、肉牛・乳牛への投与は、盛んに行われている。

それは、文字通り、肉牛の成長促進と乳牛の乳量増産のためである。当然、牛肉や乳製品にも肥育ホルモンは残留する。そして、消費者がその毒性のダメージを受けることになる。だからEU（ヨーロッパ連合）は、畜産への肥育ホルモン剤の投与はいっさい使用禁止。アメリカ産の牛肉と乳製品等は輸入禁止だ。理由は「危険な肥育ホルモンが残留している」からだ。

これを、別名、〝牛肉戦争〟と呼ぶ。

1985年12月、EC（欧州委員会）は成長促進を目的としたホルモン剤投与の牛肉の販売および輸入を禁止した。

肥育ホルモンには、体内で自然に分泌される「天然型」と、人工的に合成した「合

成型」の2種類がある【図版42】（前ページ）。

ＥＣが、危険性があると禁止したのは「合成型」だ。

アメリカは、ヨーロッパの禁止措置に対抗して、１９９６年、ＷＴＯ（世界貿易機関）に提訴している。

アメリカでは、乳牛の乳量を増やすため、牛に合成肥育ホルモン剤を投与している。

さらに、肉牛も肥育促進のため投与される。これらは、当然、乳製品や牛肉の中に残留する。その残留した合成ホルモンには、発ガン性などの有毒作用がある。それは、摂取する人の健康を害する。よって、米国産の牛肉・乳製品は輸入禁止とする。

これが、ヨーロッパ側（ＥＣ）の論法である。

いかなる残留でも人体に危険

これに対して、アメリカ側の主張は、次のとおり。

「……肥育ホルモン剤の『安全性』については、国際基準がある。ＷＨＯ（世界保健機関）とＦＡＯ（食糧農業機関）の合同食品添加物専門家会議（ＪＥＣＦＡ）が規定した〝Ｃｏｄｅｘ基準〟だ。その規定は『天然型：基準値を必要としない。合成型：一日摂取許容量（ＡＤＩ）にもとづき残留基準値（ＭＲＬ）を設定』」

これを盾に、アメリカ政府は、ＷＴＯに提訴したのだ。その根拠は「ＥＣの輸入禁止措置は、国際基準より厳しすぎる。正当化することはできない」。

これに対して、ＥＣ側は、次のように反論した。

「……ＥＣが引用したいくつかの研究は、争点の肥育ホルモンが、どのような悪影響を人体におよぼすか、明らかにしている」

さらに、次のように主張している。

「肥育ホルモンは、いかなる残留濃度であっても、人体にとっては危険である」

こうして、１９９３年、「いかなる残留基準値も設定しえない」と主張。ヨーロッパはアメリカ側の主張を突っぱねた。２００３年、ＥＣは輸入禁止措置の継続を決定。２００５年、アメリカ側は、再び、ＷＴＯに紛争決着を付託《ふたく》した。

２００９年、ＥＵは、肥育ホルモン剤を使用しない牛肉に対して、年間２万トン（４年目からは４万トン）の無税輸入を認め、ホルモン牛肉の輸入禁止を維持することで両国の紛争は政治決着をみた。しかし、ＥＵは輸入禁止措置を、継続して今日に至る。

ヨーロッパとアメリカは、常に蜜月のようだが、国民の安全性について、ＥＵは一歩もゆずらない。立派である。

乳ガン、子宮ガン、心筋梗塞、脳卒中……などの引き金

医療現場では常識の有毒作用

成長ホルモン（エストロゲン）は、医薬品としても認可されている。
そして、医薬品には、副作用などを「警告」「注意」する『添付文書』が義務付けられている。一例として「経皮吸収エストラジオール」（商品名：コンビパッチ）を見てみよう（米国添付文書 訳）。

「『警告』：50～79歳女性（2万7000例）の臨床試験で、5年間、経口型エストロゲンを服用した群では、対照群に比べて、心筋梗塞、脳卒中、乳ガン、肺塞栓症、静脈血栓症の危険性が高くなる。さらに、子宮内膜ガン、太腿骨骨折、大腸ガンが報告されている（WHI《Women's Health Initiative》報告）。さらに、65歳以上の女性で4年間投与した群では、痴呆の疑いを発現する危険性が高くなる」

「……このような危険性から、エストロゲン（女性ホルモン）は、黄体ホルモンと併用するか否かにかかわらず、危険性に応じた最小有効量で、可能な限り短期間の使用にとどめるべきである」（同『添付文書』）

肉、牛乳に多量の発ガンホルモン

「……エストロゲン・レベルは、乳ガン発症リスクの決定因子だ。証拠は十分すぎるほどある」

これは、世界有数の乳ガン研究グループの結論だ。

栄養療法の世界的権威、コリン・キャンベル博士も断言する。

「乳ガンは、身体がエストロゲンにさらされていることが発症の大きな原因である。それは食生活が大きい。エストロゲン・レベルを抑えておけば、乳ガンを防ぐことができる。悲しいことに、ほとんどの女性が、まだこのことに気づいていない」（キャンベル博士）

それは、男性の前立腺ガンにも言える。牛肉自由化で、乳ガン以上に爆発的に増えている。前立腺ガンと診断された男性諸兄も、自分の食生活を反省すべきだ。

おそらく、前立腺ガン患者に共通するのは、牛丼や焼き肉、ステーキさらにハンバーガーが大好きなはずだ。このような食習慣が発症の大きな引き金になっているからだ。それは、乳ガン患者にも共通するだろう。

これらアメリカ産牛肉は、後述（252ページ）のように強い発ガン物質である成長ホルモン（エストロゲン）が、和牛の600倍も残留している。

アメリカ産の肉を食べ、牛乳を飲むのは、発ガン物質・エストロゲンを〝食べて〟いるのと同じなのだ。

米国乳ガン患者はケニアの82倍

強い発ガン・リスクのある成長ホルモン（エストロゲン）を減らす。

それには、どうしたらいいか？

「……すでに現在、『動物たんぱくや脂肪が少なく、未精白、未加工の植物商品が多い食事』は、エストロゲン・レベルを下げる、という情報は十分に手にしている。にもかかわらず、（わがアメリカでは）食習慣を変えることをすすめないで、効果不明で副作用は確実な医薬品を開発し、宣伝するために、何億ドルものお金を使っている。女性ホルモン・レベルをコントロールする食事因子の威力は、研究団体の間では、長い間知られてきた。さらに最近の研究報告には、めざましいものがある」（キャンベル博士）

肥育ホルモン〝大国〟のアメリカでは、牛肉、乳製品にはほぼ100%、エストロゲンが残留している。

１９７８年、アメリカ女性の乳ガン発症率は、ケニアの女性たちの82倍と聞いて、腰を抜かしそうになった。アフリカ女性の80倍以上、乳ガンにかかるのも、当然なのだ。しかし、アメリカ女性の99％は、この真実をまったく知らない。まさに、ディープステート王国での犠牲者は、常に無知なる国民なのだ。

植物ベース食に替えるだけでＯＫ

「……8～10歳の少女たちに、『やや低脂肪で動物性食品の少ない食事」を7年間、継続して食べさせただけで、思春期の始まりとともに、増加するいくつかの女性ホルモンを20～30％減少させることができた。少女たちは、脂肪が28％以下、コレステロールが一日１５０㎎／dℓ以下という、適度な『プラントベース』の食事を実行したのである。もしも、彼女たちが、『動物性食品を含まない』食事をし、しかも、この習慣を人生の早い時期から始めていたら、きっと彼女たちは思春期の始まりを遅らせることや、乳ガンになるリスクを低めることなど、大きな恩恵を受けていたにちがいない」（キャンベル博士）

子宮ガン12倍、認知症2倍、胆のう症4倍……の悲劇

あなたは肉ではなく〝毒〟を食べている

以下は、これまで明らかになったエストロゲンの毒性の数々だ。

これほど有毒な合成肥育ホルモンが、牛丼チェーンや焼き肉店、ステーキハウスの安い牛肉に大量に残留している。あなたは、牛肉を食べているつもりが、〝毒〟を食べているのだ。

①乳ガン：エストロゲンを長期服用すると、乳ガン、卵巣ガンの危険性が高くなることがわかっている（『添付文書』の「警告」参照）。

②子宮ガン：さらに、エストロゲンは、子宮ガンのリスクも高める。

「……子宮内膜ガンに進展する可能性がある子宮内膜増殖症リスク増加と関係している」

（『添付文書』）

さらに、子宮内膜ポリープ、子宮出血、点状出血、無月経……なども報告されている。

「……エストロゲンの単独使用は、子宮内膜ガンの危険性増加を伴う。危険性は、非使用者の約2～12倍高い。それは、投与期間と用量に依存しているようだ。5～10年以上の使用で、危険性は15～24倍高くなる。この危険性は、エストロゲン療法中止後も、少なくとも8～15年持続する」（同『添付文書』）

③**認知症**：65歳以上の女性4532人調査で、2倍の認知症発症が確認された。

④**胆のう症**：エストロゲンを投与していた閉経後女性では、手術を要する胆のう疾患の危険度が2～4倍高くなるとの報告がある。

⑤**高カルシウム血症**：エストロゲン投与は、乳ガンおよび骨転移のある患者に重度の高カルシウム血症を引き起こすおそれがある。高カルシウム血症が生じたら、投与を中止し、適切な方法で、血清中カルシウム濃度を下げること。

⑥**視覚異常**：エストロゲン投与患者に網膜血管血栓症が報告されている。突然に部分的または完全な視力喪失、あるいは眼球突出、複視、片頭痛が生じた場合、投薬を中止する。検査で網膜血管病変が明らかになったら、エストロゲン投与を永久に中止する（以上『添付文書』要約）。

「和牛の600倍残留！」北大チームの仰天レポート

ホルモンで牛は成長、人はガン化

アメリカ産牛肉・乳製品の有害説に対する反論もあった。アメリカ産牛肉・乳製品への成長ホルモンの残留は国際基準によって、〝厳しく〟管理されているから問題ない、というのだ。

ところが、それは幻想にすぎなかった。

ひとつのニュースが太平の日本に飛び交った。

「……米国産・輸入牛肉に、危険な肥育ホルモンが和牛の600倍も残留！」

衝撃発表を行ったのは北海道大学の研究チームだ。

「……国産牛肉と比較して、米国産牛肉にはエストロゲン（女性ホルモン）が、赤身部分で６００倍、脂肪には１４０倍も残留していた」

この衝撃結果は、２００９年、日本ガン治療学会で発表され、現場に衝撃が走った。

論文タイトルは「牛肉中のエストロゲン濃度とホルモン依存性癌発生増加の関連」。発表を行ったのは半田康・藤田博正、両名の研究員。研究結果はヨーロッパなどでも公表され、欧米にも、少なからず驚愕を与えた。

「エストロゲンは女性に必要なホルモンだが、外部から摂取した場合、発ガン性があると考えられている」（白井和宏氏・メールマガジン「オルタ広場」）

米産牛肉が残した無知の悲劇

北大研究チームも、この６００倍もの発ガン性ホルモンが、日本人に新たなガンを発症させているのではないか？と疑っている。

「……日本における牛肉消費量（すなわち米国産牛肉の輸入量）が、増加するにつれて、『ホルモン依存性ガン』（乳ガン、卵巣ガン、子宮体ガン、前立腺ガンなど）の患者数が急増していることから、『米国産牛肉がガンの原因ではないか』と半田氏は指摘する」（同「オルタ広場」）

いっぽう、牛肉戦争でアメリカと対決した欧州では、すでに１９８８年、成長促進を目的とする肥育ホルモン剤の使用を禁止している。

牛肉自由化から、わずか20年で、日本人のホルモン依存性ガンは急増！

アメリカ産牛肉自由化は１９９１年。それからすでに32年もたっている。米国産牛の消費量は、ウナギのぼりだ。日本人は、だれひとり、その牛肉に、国産より６００倍も発ガン物質が含まれていることなど知らない。そして、今日も、牛丼チェーン、焼き肉店、ステーキハウスなどは、若者たちで満杯だ。無知の悲喜劇は、いまも日本全土で進行中なのだ。

自由化20年で乳ガン、前立腺ガンなど5倍増

牛丼、焼き肉チェーンは大にぎわい

日本は、敗戦から今日まで、戦勝国アメリカの属国である。いや奴隷《どれい》国である。だから、牛肉の残留肥育ホルモンですら、ヨーロッパのようにホンネで対決できない。

●図版43：肥育ホルモン牛肉に日本はどう対応しているか

（単位：ppb）

		筋肉	脂肪	肝臓	腎臓	食用部分
ゼラノール	Codex	2	−	10	−	−
	日本	2	2	10	20	20
酢酸トレンボロン	Codex	2	−	10	−	−
	日本	2	2	10	10	10
酢酸メレンゲステロール	Codex	1	18	10	2	−
	日本	30	30	30	30	30

●天然型ホルモンを使用した牛肉は輸入を規制せず。
●合成型ホルモンを使用した牛肉は、残留基準許容量（MRL）を設定。

つまりは、言われるがまま。

そして、ついに１９９１年、アメリカから牛肉輸入を自由化しろ！　と日本政府に圧力が来た。「輸入しろ！」と、言われたら「へイ、わかりました」と答えるしかない。３種類の肥育ホルモンが残留していることは、承知の上で輸入圧力に屈した。そして、ホルモン残留には国際基準（Ｃｏｄｅｘ）を採用して、お茶を濁している【図版43】。

これは、別名「国際農林規格」。国連組織で有害物などの「残留基準」を定めたものだ。

こうして、いわゆる牛肉自由化の大波が日本に押し寄せた。安いアメリカ産牛肉が怒濤にように入ってきた。

それまで、牛肉といえば、高級肉だった。それが、安いアメリカ産牛肉のおかげで、日本でも、手軽に牛肉が食べられるようになった。それで、有卦《うけ》に入ったのが吉野家など牛丼チェーンや焼き肉屋、安いステーキハウスなどだ。

それで、メデタシ。メデタシ……とは、ならなかった。

前立腺ガンは30年で16倍増！

牛肉自由化から20年たったころ、日本人の体の異変が注目され始めた。

女性は乳ガン、子宮ガン、卵巣ガンなど、男性は前立腺ガン、精巣ガンなどが多発していたのだ。すべてに共通するのは生殖系でホルモン依存性であること。

これらガン増加を平均すると、約5倍も増えている。

たとえば、卵巣ガン2倍、子宮ガン2・3倍、乳ガン3倍……と急増している。なかでも、驚くべきは男性の前立腺ガンの爆増ぶり。過去30年で16倍という異常な増え方だ【図版44】。

アメリカ産牛肉が自由化された1991年と比較しても、8・3倍とケタはずれ。

日本人に5倍も増えたガンは、アメリカ産牛肉に残留した発ガン肥育ホルモンが原因ではないか？

これはあくまで推論にすぎない。

●図版44：前立腺ガン罹患数

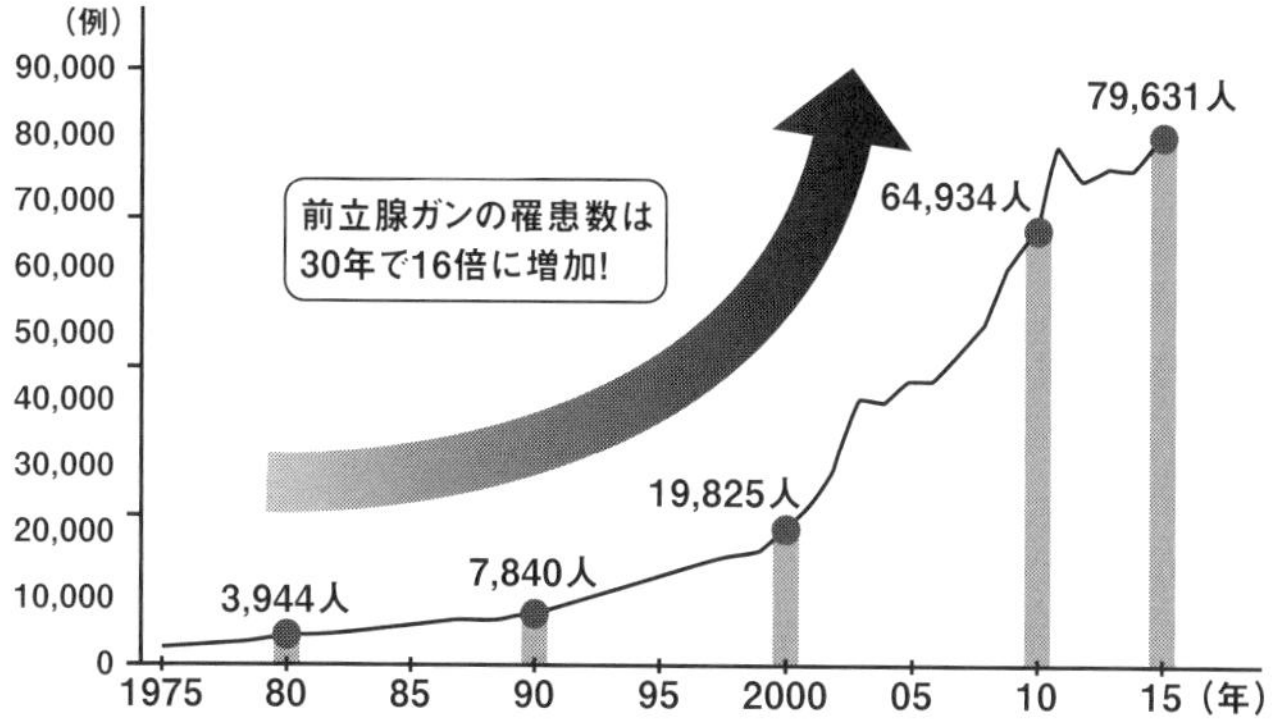

出典：バイエルベターライフナビ

しかし、生殖系のガンが急増している。それは、ホルモン牛肉に残留した合成肥育ホルモンの副作用ではないのか？

肥育ホルモンの正体は女性ホルモンの一種だ。適量なら女性らしさなどを、ひきたてる。しかし、過剰になると強い発ガン性などの悪さをする。それは、医学界では常識だ。

あなたは、これでも牛丼店に通う気になれますか？

ステーキ店や焼き肉食べ放題にくりこむ気になりますか？

「食べるな」とは言いません。

それでも、楽しみは週一くらいにすべきでしょうね。

ショック！　幼女に初潮、男児の乳房がふくらむ……

北米では99％の肉牛に肥育ホルモンを使用

人工肥育ホルモンの毒性は、発ガン性だけではない。

農業ジャーナリスト、山本謙治氏は「日本人は、『安い牛肉の現実』を知らなすぎる」と警告する。

「……米国やカナダといった北米産の牛肉には、肉牛を育てる初期の段階で、肥育ホルモンを投与し、通常よりも短期間で身体を大きくするのが普通だ。私が米国の関係者に尋ねたところ、『99％が肥育ホルモンを投与している』と回答した」（「東洋経済ONLINE」）。

日本では肉牛は、最低25か月くらいまで、エサを食べさせないと出荷できる体重にならない。しかし、アメリカ現地では20か月齢の肉牛がホルモン肥育で出荷体重に達し、次々に出荷されている。まさに、〝驚異的〟成長ぶり。

早く家畜が大きくなれば、エサ代も助かる。つまり、コスト低減になり、利益も出る。ところが、現地でも残留ホルモンの悪影響が問題になっている。そして、牛肉や豚肉などにもオーガニックを求める人が増えている。

アメリカでは大騒ぎ、日本はオールフリー

ローカル・ニュースでも、ショッキングなニュースが流される。

まだ幼い女子が早すぎる初潮を迎えたり、男の子なのに乳房がふくらんでくるなど、「これは、肉に残留した肥育ホルモンが原因ではないか？」という不安が北米一帯で盛り上がっている。

現地も、肥育ホルモンばなれの動きを伝える。

お金に余裕のある層は、オーガニックスーパーで、肥育ホルモン・フリーの畜産物を買っている。だから、オーガニックスーパーは、全米でも今、非常に伸びている。

「……試しに『hormone free beef』などのキーワードで検索してみるとよい。このキーワードについて論じている多くのウェブサイトがヒットする。肥育ホルモン賛成派もあれば、強硬な反対派も。英語圏ではこれだけ情報があるのかと唖然とし、一方の日本では、まだ

まだ一部だな、と感じる」（同「東洋経済ONLINE」山本氏、要約）

しかし、日本国内では肥育を早める目的で家畜に肥育ホルモン投与することは禁止されている。だから、動物用医薬品として、肥育ホルモンの登録はゼロだ。

なのに、ミステリーは、輸入畜産物について、日本はオールフリーなことだ。

「……日本では肥育ホルモンを投与した畜産物は、いっさい流通していないのか、というと残念ながらそうではない。不思議な話だが、畜産物の輸入に関して、肥育ホルモン使用の有無による制限が存在しない。なんじゃそりゃ、と思われるかもしれない」（同氏）

つまり、国内で肥育ホルモンを使わなくても、残留した輸入牛肉は、怒濤のように入ってくる。

「使用禁止」「輸入OK」というダブルスタンダード

1995年、食品衛生調査会は答申を出している。

そこで、「日本では肥育ホルモンは低容量であれば問題ない」という判断をし、「残留基準をクリアしていればよい」ということになった。

「……国内では、事実上使用していないが、輸入はオーケーというダブルスタンダードのような状況が成立している。これは、おかしい、という声は、食品の安全性に敏感な生協

や専門流通団体、またはＮＰＯ（非営利団体）などに、広がっている」（同氏）
しかし、日本はアメリカの属国というより奴隷国家だ。あらゆる面でソンタクが横行している。学界でも現実を告発した北大は例外的で、他の研究者は、口を閉じている。
政界もメディアも〝闇の権力〟ディープステートに支配され、肥育ホルモン牛肉について、一言一句も発言できないのだ。情《なさ》けなし……。

オーガニックはＯＫ、グラスフェッドはＮＯ！

ホルモン剤は注射や埋込みチップでも注入可能

アメリカでも、昨今、健康志向が急速に高まっている。
だから、牛肉に残留する肥育ホルモンについて、不安に思うのは当然だ。
前述したように、肥育ホルモン不使用の肉・乳製品の需要が急成長している。

オーガニック市場が爆発的に伸びているのも、その表れだ。

そこで、「オーガニックなら成長ホルモン・フリーか?」という質問が出てくる。

答えは、YES。「有機畜産物」の定義で、肥育ホルモン使用は禁止されている。

では、「牧草のみで育てた」〝グラスフェッド〟は、肥育ホルモンは不使用なのか?

答えは、NO!「100%グラスフェッド」でも、肥育ホルモン投与の有無は関係ない。

バンバン肥育ホルモンを投与して、牧草で育てた牛も売られている。

「グラスフェッドだから、安全」と思い込むのは、単純すぎる。

「ホルモン剤は、注射やインプラント(埋込みチップ)でも可能なため、使用するかどうかは、各牧場がそれぞれ判断しています」(HORIZON FARMS 公式ブログ「ホライズンブログ」)

沈黙こそが「深い罪」……

肥育ホルモンを使用してない。残留していない。そんな、牛肉を求めるには、どうしたらいいか? まず、考えつくのが「ラベル表示」。

「肥育ホルモン剤不使用」とあれば、安心して購入できる。たとえば、日本では「遺伝子組換え××は使っていません」という「不使用表示」がある。しかし、肥育ホルモンにはない。

アメリカの〝闇権力〟にソンタクする日本政府がそんな表示を法的に義務付ける訳がない。

ただし、業者が自主的に表示するのは自由だ。

たとえば、調味料なども最近は「化学調味料は使っていません」などの自主表示がめだつ。同様に、畜産業者も「肥育ホルモン不使用」などを「ラベル表示」「店頭表示」すれば、消費者が手にとるチャンスが増えるはずだ。いわゆる、差別化だ。アメリカでも肥育ホルモン不使用でがんばっている良心的業者もいる。

だから、輸入業者などに、問い合わせてみることをおすすめする。

さらに、政府にも電話などで、はっきり要求すべきだ。

「ＥＵなみに、日本でもアメリカ産牛肉、輸入禁止にしてください」「それまでは『ラベル表示』を義務化してください」

声をあげよう。行動しよう。

憲法に、こう書かれています。

「主権在民」

私たち、国民一人ひとりが、この国の主権者なのです。だから、沈黙は深い罪なのです。

世界からやってきた最大の〝毒〟は欧米食だった

最大発ガン物質は肉と牛乳だ

最後に、もうひとつ、タネ明かしをします。

――アメリカ産牛肉に和牛の何百倍も発ガン性肥育ホルモンが残留していた。

これは、ショックだったはずです。その牛肉自由化で、ホルモン依存型ガンが約5倍に増えた……という。

だからアメリカ産やオーストラリア産の安い牛肉を使った牛丼、焼き肉、ステーキ、ハンバーグなどは、おやめなさい。これが、本章の主旨です。

なら――。

あなたは思うはず。国産牛肉なら安心なのか？　なら、高いけど和牛を食べるか。あるいは、「オレは、自然牧草で育てた牛を食っているから大丈夫」とかんちがいしている人もいるはず。

これらは、どれもまちがい。なるほど、和牛は肥育ホルモンを使っていない。

だから、「安全性」は高い。

だから、これらはいくら食べても安全！……ではない。

肉、牛乳、チーズ、卵、魚

そもそも動物食じたいが、きわめて危険だったのです。

第1章で述べたように、コリン・キャンベル博士（前出）は「動物たんぱくこそ史上最悪の発ガン物質」と断定しています。それは、肉、牛乳、チーズ、卵、魚……です。

実際、アメリカに移民した日系移民三世の大腸ガン死亡率は、母国日本の5倍にはね上がっています。それは、米国白人とまったく同じ。つまり、肉中心のアメリカ型食事は、植物食が基本の日本伝統食より、5倍もガンを誘発させているのです。

アメリカでもっとも高名な疫学者フィリップス博士は、動物食中心のアメリカ型食生活をしている米国人の心臓マヒ死亡率は、ヴィーガン（完全菜食者）の8倍である、と結論づけています【図版45】（次ページ）。

糖尿病についても、週に6日以上、肉を食べる人の死亡率は、ヴィーガンの3・8倍と報

●図版45：ヴィーガンの心臓病死は、一般人の8分の1

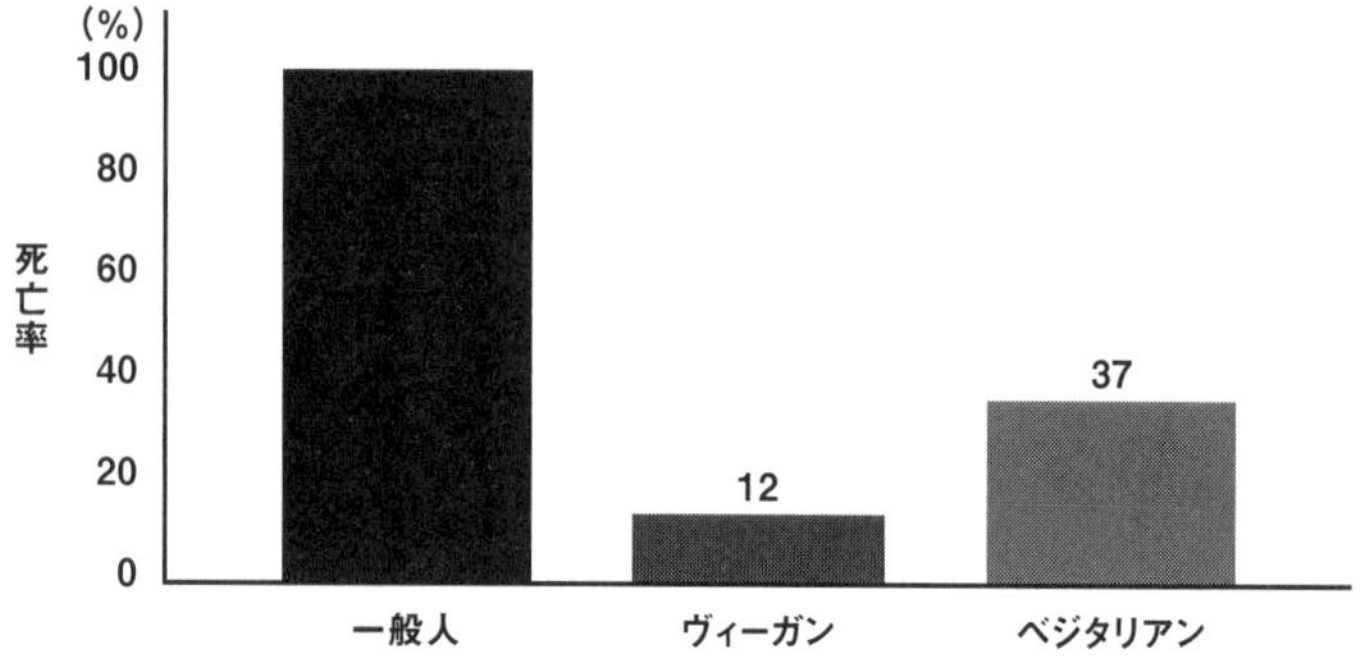

出典：ピーター・コックス著『新版 ぼくが肉を食べないわけ』築地書館

告されています。牛乳たんぱくカゼインの摂取量を2倍にしたら、ガンは9倍に激増します。牛乳は史上最悪の発ガン飲料です（拙著『牛乳のワナ』ビジネス社）。

さらに、とどめはフライドチキンを一日一個でも食べると死亡率が13％増加し、10年早死にする（拙著『フライドチキンの呪い』（共栄書房）。

これらデータは、すべて学術論文に基づいています。そのへんのウワサ話や都市伝説の類いではありません。

こうしてみると、世界からやって来る最大の〝毒〟は、日本人が明治以来あこがれてきた欧米食だったのです。

次章では、さらに、深掘りしていきましょう。

第8章

バイバイ!
マック、ケンタッキー。
菜食ライフへGO!

心臓マヒ8倍、大腸ガン5倍、
KFCで10年早死に……

古代人も剣闘士も菜食（ベジタリアン）だった

ヒトは菜食である5つの証拠

まずは――。基礎知識です。

わたしは、これまで一貫して、動物食から植物食へのシフトを訴えてきました。

『ヴィーガン革命』（ビオ・マガジン）は、その集大成です。

動物食（肉食）から植物食（菜食）へ――。

これが、人生を賢く豊かに生きる基本です。その根拠は、5つあります。

（1）歯並び：ヒトの歯の比率は、臼歯（5割）、門歯（2割）、犬歯（1割）です。つまり、穀物5：野菜2：動物食1……の割合で食べるのがベストと思われるが、そうではない。犬歯は、完全退化していて、動物食には、まったく適さない。犬歯は、生肉を引き裂くためにある。しかし、ヒトの犬歯はまったく不可能。ほんらいの犬歯は、あなたが飼っているネコや犬の口の中に存在する。

（2）唾液pH：トラやライオンなど肉食獣の唾液は酸性だ。それは肉を溶かすためだ。

　しかし、ヒトの唾液はアルカリ性。それは穀物を消化するため。

（3）消化器の長さ：肉食獣に比べると、ヒトの消化器は約4倍も長い。

　それは穀物を、時間をかけて消化し、栄養分を吸収するためだ。

（4）色感：肉食獣の色感は2色で、ヒトの色感は3原色だ。

　つまり、肉食獣はモノトーンで外界を見ている。それに対してヒトは天然色で見ている。それは、食べられる果実などを発見するために不可欠な感覚だ。これも、人類がベジタリアン（菜食）であることの証明となる。

（5）古代遺跡：これまで、先住民などは肉食、狩猟民だった……と、誤った〝学説〟が主流だった。それは、遺物から推測していたものだ。しかし、最新分析技術は、まったく異なった学説を導き出している。それは、時間の経過が誤認を引き起こしたものだ。植物性の痕跡は消滅しやすい。動物の骨は残る。そこで、後の研究者が、古代人は肉食だったと誤認したのだ。

　分析技術の向上により「古代人はベジタリアンだった」という決定的事実が判明している。ちなみに闘技場跡地から発掘された剣闘士（グラディエーター）は、全員が「菜食」だったことが証明されている。

「肉食礼賛！」狂気の学者フォイトが広げた悪魔栄養学

ドイツ国民よ、２倍半肉を食え

現代栄養学のルーツはフォイト栄養学だ。

これは、カール・フォン・フォイトが提唱した。彼はミュンヘン大学に45年間も君臨したドイツ生理学界の大ボスである。彼は「たんぱく質こそ栄養の源だ」とたんぱく質を礼賛した。そして「炭水化物は栄養が乏しいので、食べないように」とメチャクチャな理論を展開した。さらに「たんぱく質でも植物たんぱくは劣等たんぱくだ。控えるように。もっとも優良なたんぱく質は動物たんぱくだ。なかでも肉は最高だ！」と肉食を礼賛した。

彼の「動物たんぱくをとれ！」とは、「肉を食え！」と同義だった。

彼は、声を大にして叫んだ。

「ドイツ国民よ、もっと肉を食べよ！　今の約2倍半の肉を食べるのだ」

当時のドイツ医学の生理学は、世界の中枢的学問であった。つまり、だれも逆らえなかった。そうして、この〝狂気の栄養学者〟に「栄養学の父」の称号を授けた勢力がいた。それが、ロックフェラー財閥であることは論を俟《ま》たない。

人類が肉を2・5倍食べれば、飼料穀物が2・5倍売れる。その穀物利権の背後にいるのが石油利権だ。穀物メジャー、イコール、石油メジャーなのだ。

だから、〝マッド・サイエンティスト〟フォイトをあやつったのは、まぎれもなく悪魔の〝闇権力〟だ。こうして近代から現代にかけて、地球上の人類をひとつの信仰が支配した。

それが肉食信仰である。

肉食信仰が健康と地球を破壊した

それは、まさに、人類の健康を破壊し、地球を破壊する〝悪魔教〟そのものだった。

しかし、だれひとりその狂気性、悪魔性に気づかなかった……。

まさにフォイト栄養学の〝肉食信仰〟は、近代から現代にかけて、人類の健康と地球の環境を、徹底的に破壊した。

これは、〝闇の勢力〟による狡猾《こうかつ》なマッチポンプ作戦だった。

それは、戦争に酷似している。戦争も悪魔勢力にとって、マッチポンプだ。

一方で「金融」と「兵器」で莫大な利益をあげる。他方で膨大な数の人口削減を行う。まさに、人類は敵・味方に分かれて、勝手に〝殺し合い〟、人口を自分たちで減らしている。

悪魔勢力にとって、戦争の目的は、「金儲け」と「人殺し」。〝やつら〟は、「ジョージア・ガイドストーン」で理想人口は5億人以下である、と宣言している（３３１ページ）。

まさに、戦争こそは、二大目的達成の最高ビジネスだ。

「医療」の目的も同じ「金儲け」と「人殺し」。だから、狂った医者ルドルフ・ウィルヒョウを〝医学の父〟に祭り上げ、人類を〝洗脳〟してきた。悪魔勢力が選んだ栄養学者フォイトも、そのための人類〝洗脳〟装置にすぎない。

〝肉食信仰〟という悪魔教は、おびただしい人類を、ガンや心臓病、糖尿病、脳卒中など難病、奇病の地獄に突き落とした。

世界でヴィーガンが10年で10倍増

近年、世界中でヴィーガン（完全菜食者）が激増しています。それは、10年で10倍増の勢いです。ドイツでは32倍というから驚きです。

肉食から菜食へ――。食生活を１８０度シフトする。それも、20代、30代の若い人たちの間で増えています。欧米で、この流れが急激なのも理由があります。

そもそも、かれらは肉食文化が主流です。だからこそ若い人たちに危機感が強いのです。

動物食の有害性は、（1）腐敗（2）酸毒（3）血栓

日系三世、５倍大腸ガン死の理由

動物食の有害性は、（1）腐敗（2）酸毒（3）血栓、で説明できる。

（1）「腐敗」：これは、消化器内で悪玉菌を増殖させることで起こる。

ヒトにほんらい不適な動物食をとると、何が起こるか？ 動物食は、腸内の悪玉菌にとって、大好物だ。だから、動物食が腸内に入ると、悪玉菌がそれを食べて、大増殖する。

そして、インドールやアミン類、アンモニアなど強烈な発ガン物質、有毒物質が腸内で大量に生成される。つまり、腐敗現象が腸内で起こる。

●図版46：日本人移民のガンの変化（大腸ガン）

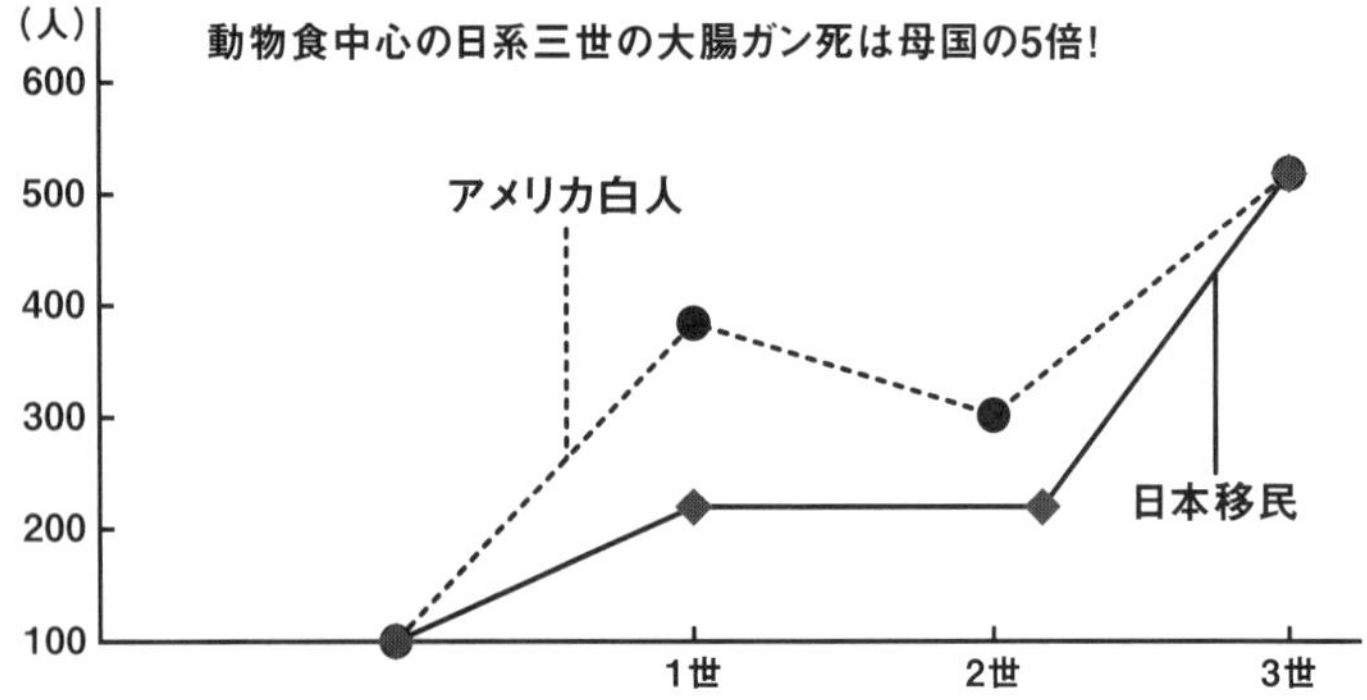
動物食中心の日系三世の大腸ガン死は母国の5倍！
（人）
600
500
400
300
200
100
アメリカ白人
日本移民
1世
2世
3世

出典：ピーター・コックス著『新版 ぼくが肉を食べないわけ』築地書館

アメリカに移住した日系人とアメリカ白人の大腸ガン死亡率を比較した研究がある。移民だから、ライフスタイルも次第に欧米化していく。すると、日系一世と二世の大腸ガン死は、母国日本の2倍以上に増えている。さらに衝撃は、三世の急増ぶり。なんと祖父や両親の約2・5倍も大腸ガンで亡くなっている。

その死亡率は、アメリカに長く住んできた白人とまったく同じレベル【図版46】。

そして日系三世は、母国日本より5倍も大腸ガンで死亡している。この事実を重く受け止めるべきだ。しかし、この報告を日本政府（厚労省）は、完全に隠蔽してきた。学界も触れない。新聞やテレビなどマスメディアも、ひたすら黙殺してきた。なぜか？

この驚愕事実に日本人が気づくとマズイ

からだ。肉を食べなくなる。牛乳を飲まなくなる。卵を食べなくなる。魚すら消費が減る。するると、畜産業者や肉屋、魚屋は商売あがったりだ。冗談でない。私たちに死ねというのか！

それだけではない。それら畜産や酪農、養鶏、養殖に飼料を大量供給してきた穀物メジャーも困る。

穀物メジャーを支えてきた石油メジャーも迷惑だ。

逆にいえば、この悪魔的秘密結社が近代から現代にかけて、人類をインチキ栄養学で〝洗脳〟し、家畜のように〝餌づけ〟して、飼い慣らしてきたのである。

牛乳を飲むほど骨折するミステリー

(2)「酸毒」：「牛乳はカルシウムの宝庫、骨を強くする！」
厚労省はいまだ、このような〝洗脳〟をくり返している。まさに、ディープステートそのものの悪魔的キャンペーンだ。かつて、世界でもっとも牛乳消費量が多かったのはノルウェーだった。そして、この国の骨折率は、日本の5倍と世界最悪レベルだった。「牛乳を飲むほど、カルシウムを多くとるほど、骨折が増える」。これは、いまや、栄養学の常識だ。

しかし、悪魔に〝洗脳〟された人々は、これが理解できない。

メカニズムはかんたんだ。ヒトの生理システムは、草食に基づいている。

だから、体内に動物食が入ると、そのメカニズムが乱れる。具体的に言えば、牛乳や肉などの動物たんぱくが腸内に入り、消化吸収する過程で、体内にさまざまな酸性物質が発生する。これが「酸毒」だ。これらは、体液を酸性に傾ける。それは、死を意味する。

そこで、体は生きのびるために、骨からカルシウム・イオンを流出させて「酸毒」を中和し、難を逃れる。つまり、動物食をとるほど「酸毒」が発生し、骨からのカルシウム脱落を加速してしまう。これが、牛乳を飲むほど骨がもろくなる〝ミルク・パラドックス〟のメカニズムだ【図版47】。

この真実を知らない栄養士、学者、役人があまりに多すぎる。

そして、「牛乳は強い骨をつくる」と、いまだ国民を騙《だま》し続けている。

肉食が始まって戦争が始まった

ちなみに、「酸毒」の害は、骨折だけではない。

それは、体液を酸性に傾ける。すると、交感神経は緊張して、コルチゾール（ストレスホルモン）、アドレナリン（攻撃ホルモン）などを分泌する。

これは、イライラやムカムカの感情を引き起こす。つまり、不快で攻撃的になる。

●図版47：10万人当たりの“股関節骨折”人数

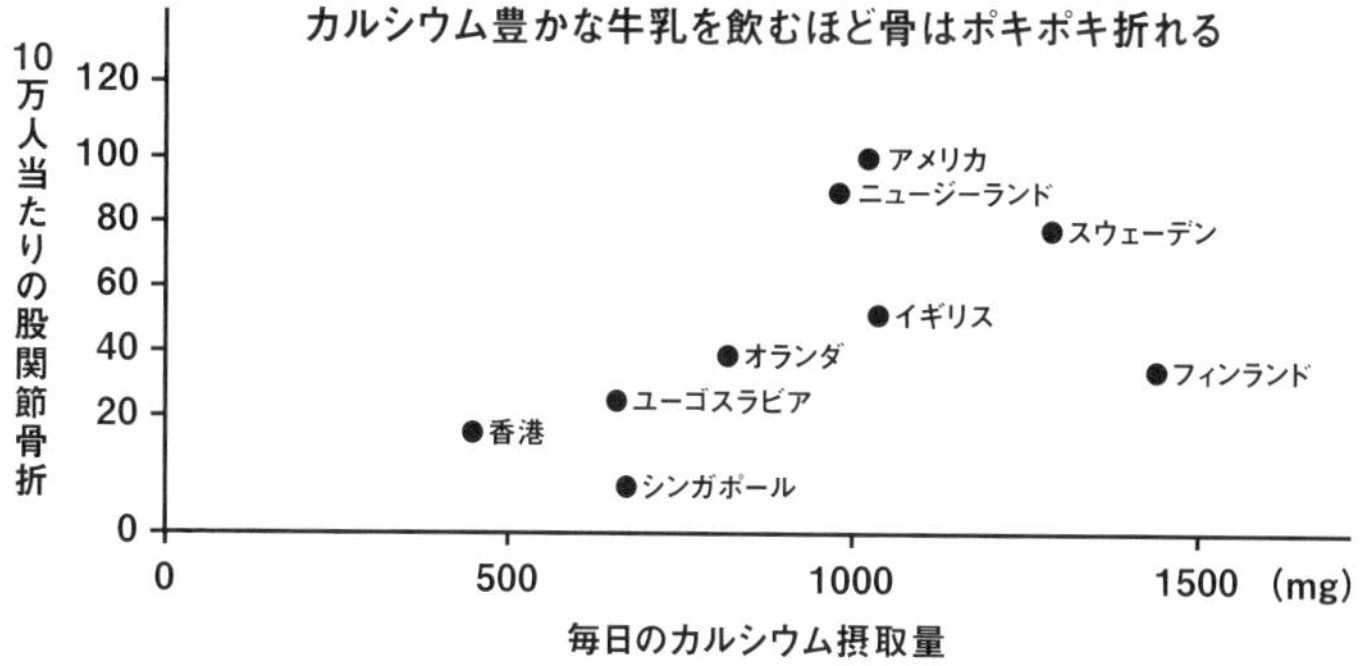
カルシウム豊かな牛乳を飲むほど骨はポキポキ折れる
10万人当たりの股関節骨折
120
100
80
60
40
20
0
アメリカ
ニュージーランド
スウェーデン
イギリス
オランダ
フィンランド
ユーゴスラビア
香港
シンガポール
0
500
1000
1500 (mg)
毎日のカルシウム摂取量

出典『フォークス・オーバー・ナイブズ』

さらには、そのストレスによりさまざまな疾患を誘発する。

古代ギリシャの哲学者プラトンは「肉食が始まって、戦争が始まった」と喝破《かっぱ》している。

つまり、肉食こそ、「酸毒」で体液を酸性化し、攻撃的にして、争いや戦争まで引き起こす原因なのだ。

帝国主義から植民地支配、民族殺戮……。
絶え間ない戦争、侵略、騙し合い。

白人国家の残虐さは、あげているとキリがない。温和なアジアとは対照的です。

その残忍さの背景には、肉食文化があるのかもしれません。

肉食で心臓マヒ死が8倍に

(3)「血栓」:動物食の3番目の害が血栓だ。

心臓病の最大原因は、心臓を動かす冠状動脈に、脂汚れが詰まることだ。するとは、心筋梗塞で即死する。アメリカのフィリップス博士は、世界で初めて動物食と心臓病の関連を証明した。カリフォルニア州には、〝セブンスデー・アドベンチスト教会〟(SDA)と呼ばれるキリスト教の一派がある。彼らの教義のひとつが菜食主義。だから、菜食(ベジタリズム)に徹している信者が多い。このSDAのメンバーと肉食をしている人々との健康状態を比較調査した。

その結果、ふつうの動物食を行っている平均的アメリカ人は、SDAのヴィーガン信者に比べて8倍も多く心臓マヒで死亡していたことが分かった。

血栓とは、わかりやすく言えば〝脂汚れ〟。それが血管内壁に沈着するとアテローム血栓症となる(3章112ページ参照)。血栓の一部が剥落《はくらく》すると、それが冠状動脈を詰まらせ、心筋梗塞で突然死する。脳動脈に飛べば、脳梗塞か脳出血で急死する。これが、脳卒中だ。

これらを、俗にポックリ病と呼んでいる。その死亡率は恐ろしい【図版48】。なんと約25%。人類の4人に一人、つまり約20億人が亡くなっているのだ。

●図版48：死亡原因の割合

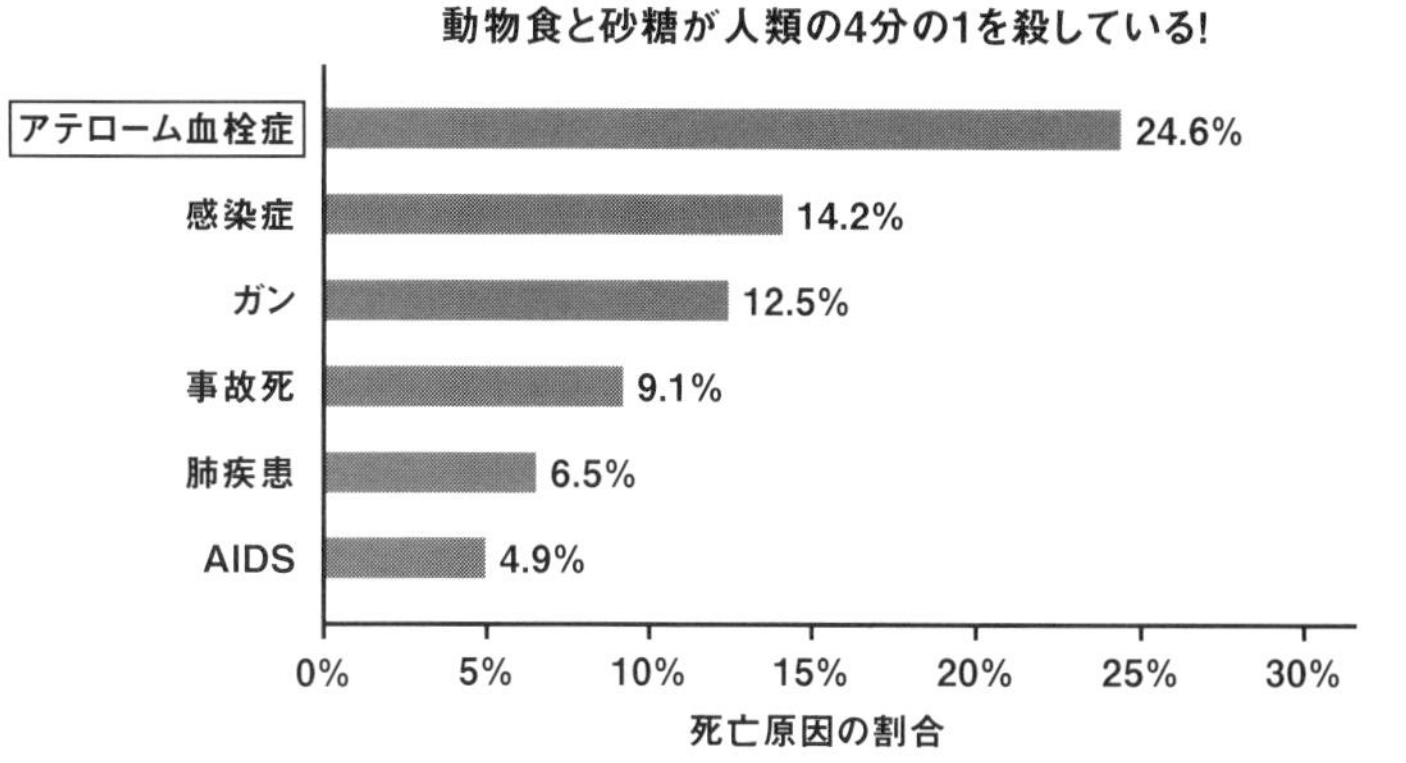
動物食と砂糖が人類の4分の1を殺している！
アテローム血栓症
24.6%
感染症
14.2%
ガン
12.5%
事故死
9.1%
肺疾患
6.5%
AIDS
4.9%
0%
5%
10%
15%
20%
25%
30%
死亡原因の割合

出典：WHO（世界保健機関）調査報告（2002年）

ちなみに野生動物には、絶対に見当たらない症状だ。

つまり、野生動物たちは、本能にしたがって、大自然の理《ことわり》とともに生きている。だから、このような不自然な死は、起こりようがない。アテローム血栓死は、もっとも不自然な死なのだ。まちがいなく人類は、地球上で、もっともオロカな生き物である。

本章で取り上げるマクドナルドやケンタッキーなどファストフードは、「腐敗」「酸毒」「血栓」の3段階で人類の命を奪っている。

本書のタイトルは『世界の〝毒〟がやってくる』だ。それは、マックのバーガー、ケンタッキーのフライドチキンなどが、まさに日本人を殺す〝毒〟ということだ。

衝撃の意見広告「アメリカは〝毒〟を盛られている」

全米15紙で訴えた市民団体

マクドナルドのハンバーガーは〝毒〟である。

アメリカの心臓病学者たちは、とっくに告発していた。

「アメリカは〝毒〟を盛られている」（〝THE POISONING OF AMERICA!〟）

衝撃的な新聞の一面広告に、アメリカ国民も度肝を抜かれた。

１９９０年４月、『ニューヨーク・タイムズ』『ワシントン・ポスト』……など、全米主要15紙に、一斉に載った意見広告である。その紙面も強烈だ。世界最大のファストフード・チェーンのマクドナルドを名指しで告発している。

そこにはビックマックとフレンチフライの写真……。

「〝毒〟をアメリカ人に食わせている！」ことを告発している。

まさに、意見広告というより告発広告だ。

広告主は、『全米心臓病救済協会』（ＮＨＳＡ）という市民団体。全米15紙に一面広告。その広告料だけで50万ドル（当時、約７９００万円）も投じたという。

ハンバーガー好きは心臓病、脳卒中、大腸ガンで死ぬ

告発内容は、「ビッグマックとフレンチフライを食べると、心臓に有害なアブラ（飽和脂肪酸）を25gもとることになる」。

さらに、具体的な数値をあげて指摘する。

「……ハンバーガーに使われる牛肉の脂肪は、21・5gもある。さらに、フレンチフライも質の悪い牛脂を使って揚げている。これら動物性食品が、心臓病や脳卒中、さらには大腸ガンなどの引き金になることは、いまや〝常識〟である」

だから、アメリカでは、小さな子どもにハンバーガーを食べさせない家庭が増えているという。

わたしは、このアメリカ市民団体の快挙を、１９９２年発刊の『自然流「ＯＬ健康」読本』（農文協）で紹介した。今から30年も前のことだ。

「……朝のハンバーガー・ショップをのぞくと、通勤途中のＯＬで、大変な混みよう。この人たちの中に『ハンバーガーなどは〝毒〟である』と、堂々と、批判した、この勇気ある市民団体の意見広告を知っている人が、はたしてどれだけいるでしょうか」（同書）

その思いは、30年たった今でも変わらない。

「知らない」ことは、自分の命に対しても罪なのである。

バーガーとカップ麺で不妊症

ハンバーガーは、人類の未来も閉ざす。常食すると、ほぼ確実に不妊症になるだろう。世界的にも不妊症は激増している。特に男性の精子異常がすさまじい。精子奇形、乏精子症、精子不活性……など。そもそも、精子が病み疲れているのだ。

そんな若者にアンケートをとる。

すると、「ハンバーガーを常食している」との回答が8割以上だ。

「……男性不妊で主に言われていることが精子数（濃度）と運動率です。正常値は、精子濃度が１５００万／㎖、精子運動率は40％以上。通常、妊娠しやすいのは精子濃度４０００万／㎖で、運動率は50％以上と言われる」

１９９８年、日本不妊学会での、森本義晴博士の発表は驚愕的だった。

大阪の男性60人（平均年齢21歳）を調べた結果、正常だったのは、なんとたった２人。どんな食生活をしているかというと、８割がハンバーガーとカップ麺を常食していた。

「ハンバーガーの45％は脂肪です。ダイオキシンは脂に溶けます。それが精巣に蓄積した結果、精子に異常が生まれたのだと考えられます」（「奥田健康院」健康コラム）

奇形精子症との診断率は、１９９５年までは14・２％。それが96年以降、爆発的に増加している。96年、40・8％、97年、70・9％、98年、74・9％……と恐怖を覚える増加ぶりだ。

すでに90年代で、日本の若者の、ほぼ１００％近くが、奇形精子症と診断されているのだ。

ＷＨＯも警告「ハム・ベーコンや赤肉に強い発ガン性」

アスベストなみの発ガン性

「ハム、ソーセージ、ベーコン、肉加工品の発ガン性は最悪レベル」

２０１５年10月26日、決定的なニュースが流れた。ＷＨＯ（世界保健機関）が「肉製品は最悪の発ガン物質だ」と驚愕の「警告」を発したのだ。

その内容は、５段階での発ガン物質評価で「ハム、ソーセージなど肉加工品は、アスベストと同じワーストワンの発ガン性が確認された」という。

アスベストは悪名高い建材だ。ミクロの針状物質で、吸い込むと肺ガンの一種「中皮腫」を発症させることが確認されている。現在は、全世界で製造・販売・使用が禁止されている。

ＷＨＯは「ハム、ソーセージ、ベーコンに、それと同じ発ガン性がある」と「警告」したのだ。なら、理屈から言えば、これら肉加工品の製造・販売・使用は即日禁止されなければばならない。しかし、現実的にそれは可能だろうか？

有名俳優が「今年お世話になったあの人に」と、ハムのCMに登場している。

このWHOの勧告に拠《よ》れば、プロ野球の日本ハムファイターズの存続も怪しくなる。

さらに、驚愕は続く。WHOは加工肉の発ガン性「警告」に続いて、「牛、豚、羊、鶏などの赤肉にも5段階評価で、上から2番目の発ガン性がある」と「警告」したのだ。

動物食の発ガン性はもはや常識

WHOは、国連の健康管理部門だ。つまり、国際連合がついに「肉類の強い発ガン性を公式に認め、警告した」。これは、全世界の畜産業界に一大衝撃を与えた。

しかし、これら肉類の発ガン性について、菜食主義者（ベジタリアン）たちの間では、半世紀も前から〝常識〟であった。動物食には、明らかに発ガン性がある。

たとえば、国際自然医学会、会長の森下敬一博士は、「千島・森下学説」で知られる知の巨人である。同学説は、世界の生理学・医学を50年以上も先取りした理論だ。

その森下博士は「肉、牛乳、卵など動物食には、植物食に比べて明らかに発ガン性がある」と指摘しておられた【図版49】（次ページ）。

だから、このWHOの発表は、いわば50年遅れて、これらの研究を追認したものだ。

●図版49：発ガン危険度指数

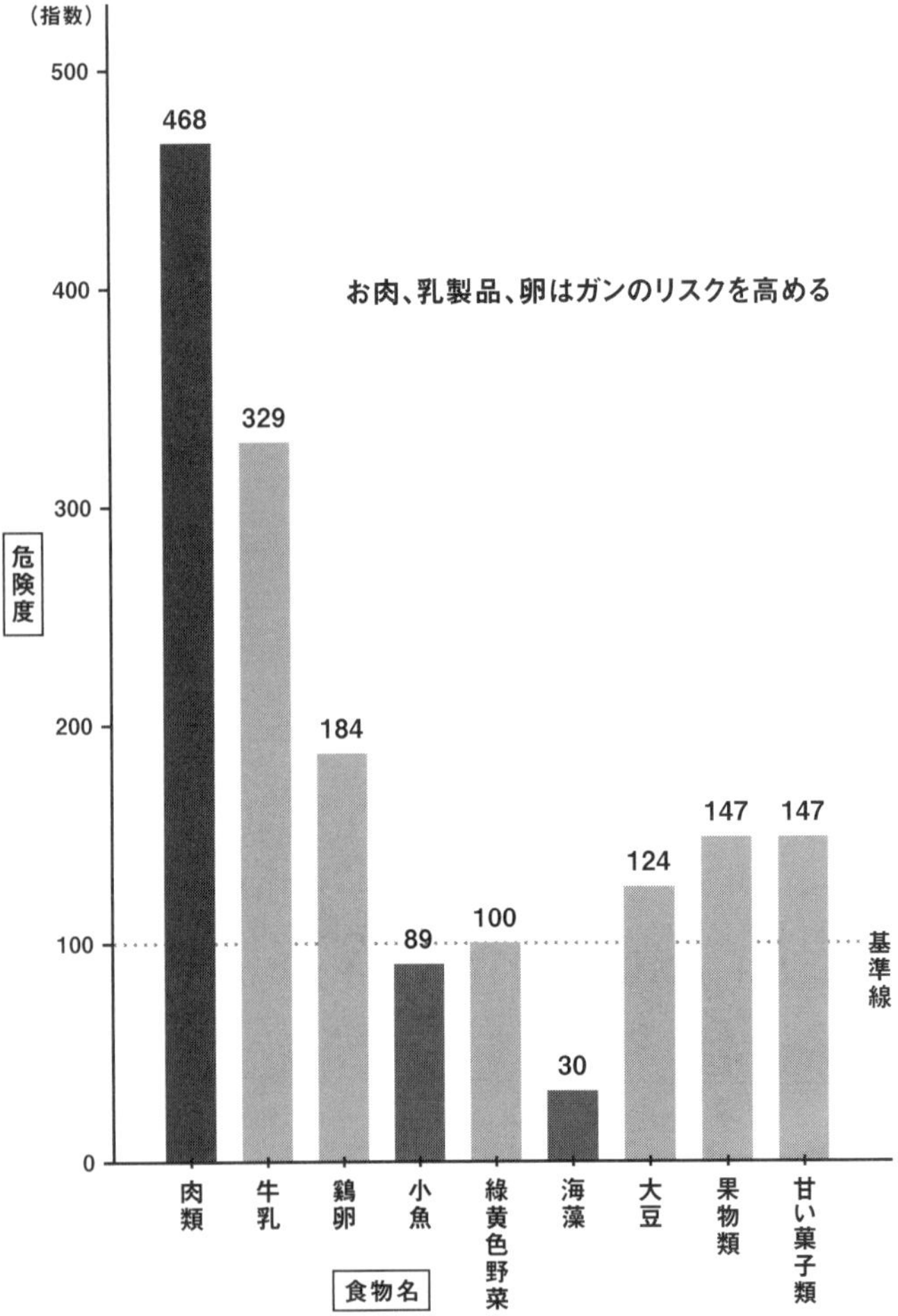

ベジタリアンや玄米菜食者にとって、今回のＷＨＯ発表は、特段、おどろくほどのことはない。しかし、驚嘆し、震撼したのは食肉業界だ。

加速する世界のヴィーガン革命

〝パンドラの箱〟は開かれた。

食の最大タブーの扉を、よりによってＷＨＯが開けてしまったのだ。世界のメディアも学界も固まった。絶句して言葉をなくした。

〝かれら〟がとった対応は、黙殺であった。ほとんどのメディアが、このＷＨＯ勧告を無視した。そして、いっさいそんな勧告は行われなかった、かのような素振りをしている。

しかし——真実は、暴かれた。もはや、黙殺はできない。

このＷＨＯの勧告に、もっとも衝撃を受けたのは世界中の若い世代だ。

自分たちが信じてきた食生活が、じつはアスベストなみに発ガンする超危険な生活だった。昨今、世界中でヴィーガン（完全菜食）にシフトする若者たちが急増している。

それは10年で10倍増という勢いだ。ドイツでは10年で32倍に相当する爆発的増加をみせている。ＷＨＯ勧告が、この菜食シフト激増のきっかけとなったのは、まちがいない。

もう、この人類の文明史的な転換を、だれにも止められない。

フライドチキンで10年早死に、ポテトで死亡率2倍

10万7000人を17年追跡調査

衝撃発表は続く。今度は、2019年1月、イギリスの医学専門誌『BMJ』に掲載されたショッキングな報告だ。

「……フライドチキンを一日1ピース食べるだけで死亡率が13％増加する」

これは人間の寿命を80年とすると約70年で死亡することを意味する。

つまり、10年早死にするのだ。この研究は、全米40か所の病院で、1993年から6年間かけて10万7000人の女性（50〜79歳）の食生活を調査し、その後、平均17年にわたって追跡調査を行った結果である。それは、揚げ物（フライド・フード）の健康に与える影響の世界初の大々的な研究となった。

研究指揮をとったのは、アイオワ大学のウェイ・バオ博士らのチーム。フライドチキン

といえば、ケンタッキー（ＫＦＣ）。しかし、多くの日本人にとって身近なフライドチキンといえば、唐揚げだ。やはり、一日一個食べるだけで、寿命は13％（約10年）縮む。

日本人がいかに唐揚げ好きか？ 消費量トップは青森県で1か月の消費量は平均32個。2位は大阪府31個……と、平均でも一日一個食べていることになる。

これは『ＢＭＪ』誌の警告に従えば、青森県や大阪府の人々は、唐揚げで寿命を10年も縮めることになる。たかが唐揚げ……されど唐揚げ。しかし、大好きな唐揚げで、寿命が10年分も奪われる……なんてことは、日本人は、だれひとり気づいていない。

ここにも、悪魔的勢力の企みを感じる。まさに、「金儲け」と「人口削減」……。

週２のフライドポテトで死亡率２倍

ちなみに、バオ博士らの論文によれば、魚介類などのフライ食品でも、一日一個以上食べると死亡率が7％高まる、と警告している。揚げ物好きにはショックだろう。

いくら好きでも、週イチくらいにしたほうがいい。

心配なのは唐揚げ大好き家族、揚げ物大好き家族。毎日、台所から揚げ物の音が聞こえてくる家庭は、本気でヤバイ……。

さらに、最後の衝撃事実をお知らせする。マックのフライドポテトは、だれもがお馴染み。

フライドポテトを週2回食べるだけで死亡率は1・95倍も増加！（前出『BMJ』誌）

ポテト自体は栄養豊かな健康食品。しかし、油で揚げると危険食品に変身してしまう。それは、高温の油処理で、アクリルアミド（AA）という強い発ガン物質が生成されるため。ポテトは、その変化がいちじるしい。だから、ポテトチップスなども、極めて危険！

子どもにも食べさせてはいけない。フライドポテトのほうが、フライドチキンより危険なのだ。発想を改めるときだ。さらに詳しくは拙著『フライドチキンの呪い』（共栄書房）を！

「フライ食品は、ぜったい食べない！」トム・クルーズ

大ヒット映画『トップガン』や『ミッション：インポッシブル』シリーズで知られる俳優トム・クルーズ。彼が菜食主義であることは、あまり知られていない。

20代からマクロビオティシャン（玄米菜食者）だ。撮影のロケ地にも、日本人の専属調理師を連れて行くなどの徹底ぶり。

「大好物は？」と聞かれてニッコリ「切り干し大根」と答える茶目っけぶりも。とうぜん、動物食はいっさい口にしない。だから、オン年61歳には見えない若々しさ。

俳優は、体が資本。だから、若々しさこそが命だ。彼は完全菜食（ヴィーガン）だけで

はない。「フライ食品は、ぜったい食べない」と明言している。スター俳優は「フライ食品は命を縮める」ことを、とっくに知っていたのだ。

このままでは、畜産業は人類も地球も滅ぼす

ハンバーガー１個で熱帯雨林、六畳分が消滅

ハンバーガーが、健康を破壊することは、もはや常識だ。

しかし、大半の人たちは、この〝常識〟すら、まったく知らない。そして、ガン、心臓病、糖尿病や、難病で苦しみながら早死にしていく。それもまた、無知の自己責任である。めざめた人にとって、バーガーは生命を破壊する食品であることは常識だ。

しかし、バーガーは人間の生命だけでなく、地球も破壊している。

現在、アマゾンなどの熱帯雨林が急速に破壊されている。それは、バーガー用の牛肉を

肥育するためだ。つまり、畜産業者は熱帯雨林を伐採し、焼き払って、後に牧草の種を植える。その牧草でバーガー用の肉牛を育てている。こうして、熱帯雨林はバーガーに〝変身〟する。

ある計算では、バーガー用のパテ1枚を生産するのに、熱帯雨林がちょうど六畳一間分、犠牲になっているという。だから、マックのバーガーを食べている人は、熱帯雨林を〝食べている〟のと同じだ。

これが、いわゆる〝バーガー・コネクション〟だ。

こういうことは、小学校などでハッキリと教えてほしい。しかし、狂育を支配する〝闇勢力〟の連中は、絶対に教えない。

〝バーガー・コネクション〟などを子どもたちが知ったら、売り上げ激減は必定《ひつじょう》だ。

農地4分の3は家畜エサ用

畜産が、地球を致命的に破壊している。そして、人類は、だれも気づいていない。

▼地球上の農地の4分の3は、家畜のエサの栽培用だ。

▼ブラジル森林破壊の91％は、「畜産」業界の犯行である。

▼家畜の温暖化効果ガス排出は地球上にある全車両の86倍。
▼人類の起こす温暖化原因の51％は「畜産」によるものだ。
▼世界「水資源」消費量の３割が「畜産」で使われている。
▼ハンバーガー1個つくるのに約2・5トンの水が必要。
▼畜産はＣＯ^{2}の２９６倍の温室効果ガス、亜酸化窒素を放出。

このように、地球を実際に破壊しているのは、化石燃料ではなく、「畜産」だった。

そして、地球の農地の半分以上は、家畜の飼料生産のために使われている。

そして、その肉、牛乳、卵、肉を食べると、ヒトは最低8倍心臓マヒで死に、大腸ガンで5倍、糖尿病で4倍死ぬ。

１９５８年、戦勝ムードで沸き、美食三昧だったアメリカ男性の前立腺ガン死亡率は、敗戦国であった日本人の４００倍に達していた。

さらに１９８０年代、中国農村の男性に比べて、アメリカ男性の心臓マヒ死亡率は17倍、アメリカ女性の乳ガン死は、中国女性の5倍だった。

こうなると、何が豊かで何が貧しいのか、わからなくなる。

はっきりいおう。

無知こそ、最大の〝貧しさ〟であり、〝愚かさ〟なのだ。

ブラジルで活動家１１００人が暗殺！

しかし、今現在に至っても、「畜産」批判は、政府、メディア、学界では、絶対タブーだ。なぜなら、畜産利権を掌握しているのは悪魔勢力、ディープステートだからだ。

たとえば、ブラジル、アマゾンの熱帯雨林破壊。森林破壊に抗議する市民グループや学者など活動家の惨殺死体がジャングルで次々に発見されている。

こうして、暗殺された市民の総数は、20年間で１１００人に達した。

「熱帯雨林を救え！」と叫ぶことは、「人類を救え！」と叫ぶことと同じだ。

そういう善意の市民たちが、次々に「畜産」業者が雇った殺し屋たちに、銃弾を打ち込まれている。この戦慄事実を、日本メディアはいっさい伝えない。

畜産業は、地球の命も、熱帯雨林の命も……そして人間の命さえも奪っている。

そして――。

国連などの国際機関も各国政府も、さらには学界やメディアや環境団体でさえも、この戦慄の事実に、口を閉じている。

菜食で〝緑のアフリカ大陸〟が蘇る

菜食で医療費を8割削減できる

わたしは『ヴィーガン革命』（前出268ページ）には、希望も記した。

専門家は、「地球の未来を救うことは、きわめてかんたんだ」という。

それは、人類がほんらいの菜食にシフトすればすむ。

人間が菜食動物であることは、すでに証明した。

コリン・キャンベル博士は「菜食シフトで医療費の80％は削減できる」「菜食療法ほど優れた〝医療〟を他に知らない」と断言する。

これに「断食」（ファスティング）を足せば、かんたんに医療費9割を節約できるだろう。

日本なら50兆円の医療費のうち、45兆円も節約できることになる。

それを、教育費や福祉、環境にまわせば、日本は、すばらしい国として再生するだろう。
「地球上の〝医療〟の9割が消えれば、人類はまちがいなく健康になれる」(ロバート・メンデルソン医師)
「菜食にするだけで12万ドルもするバイパス手術はいっさい不要となる。数か月から数年で冠状動脈は、ピカピカ、ツルツルに自己修復するのだ」(コールドウェル・B・エセルスティン博士)。

希望は人類の気づきと目覚め

サハラ砂漠は、約8000年前は、緑の大森林地帯だった。それが世界最大の砂漠と化したのは、人類が行った放牧のせいだ。牛や山羊や羊が緑を食い尽くし、広大無辺のサハラ砂漠が生まれたのだ。人類は現在、5人に1頭の割合で、牛を飼っている。

この牛たちが、地球の緑を食い尽くしているのだ。牛は成長するまでに6トンもの草を食べる。人類が牛を食べる前に、牛が地球を食い尽くそうとしている。

このままでは、地球は「牛の惑星」から「砂の惑星」に変貌していくだろう。

あの赤い惑星、火星もかつては緑の惑星であったことが、判明している。

火星を「砂の惑星」に変えたのは、かつてそこにあった文明の崩壊だといわれている(参照『NASAは〝何か〟を隠してる』ビジネス社）。

このままいけば、この地球も「緑の惑星」から「砂の惑星」、つまり、第二の火星という悲劇の運命をたどるだろう。

いまは、まさに地球が滅びるか、存続するか、の瀬戸際にある。

しかし、希望はある。それは、人類の気づきと、めざめだ。

ほんの一瞬の覚醒がこの地球を救い、人類を救うのだ。

ある環境研究者は、笑顔でこう断言した。

「……世界でもっとも肉を消費しているのがアメリカ人です。この3億人の国民が菜食にシフトするだけで、あのアフリカ大陸と同じ面積が、緑の沃野《よくや》によみがえるのです」

わずか3億人の〝菜食〟で、緑のアフリカ大陸が出現する！

そして、このアメリカ人たちの寿命は、まちがいなく20～30年は伸びている。

なんと、すばらしい未来であろうか！

第9章

危ない「チン!」電子レンジで発ガン物質発生

レンジ料理を食べると実験動物は全滅、
人体実験では全員に血液異常

レンジ調理したエサで実験動物は全滅した

電機メーカー幹部「絶対使うな」

「……知人が同窓会に出席したとき、某大手電機メーカー幹部の旧友に耳打ちされたそうです。『電子レンジで調理したものだけは、ぜったい食べるな』。メーカーは、よほど危険性のデータを持っているのですね？」

これは、ある医師から受けた質問です。

海外の方からも同じ質問を受けました。電子レンジへの不安は、静かに広がっているようです。国際自然医学会の会長、森下敬一博士に、電子レンジの安全性について尋ねたことがあります。すると、少し暗い顔をして、こう答えた。

「……実験動物にね、電子レンジで調理したエサを与え続けると、みんな死んでしまったんですよ」

実験動物が全滅ということは、電子レンジ調理食品が危険であることの決定的な証拠と言える。森下先生は、さらにこう言い足した。

「電子レンジで温めた水を犬や猫に出しても、飲みません。本能的に危険を察知しているんでしょう」

マイクロ波エネルギーで加熱

ガスなどの調理と、電子レンジの調理は、決定的に異なる。

ガス調理などの普通の加熱は、人類が古代からやってきた加熱調理だ。

炎の熱が鍋を暖め、加熱する。つまり、熱伝導で食材を加熱する。

しかし、電子レンジは同じ加熱でも、やり方がまるで違う。

加熱に使うのは電磁波の一種、マイクロ波だ。

マイクロ波はその名のとおり、波長はセンチ、ミリ単位で短い。そして、振動数も一秒間に何億回と振動している。この振動エネルギーを物体に照射すると、物体を構成する分子が揺さぶられて振動する。物体の温度は、構成分子の振動エネルギーで決定される。

振動が激しいほど高熱を発する。

このようにマイクロ波振動エネルギーによる加熱作用を利用したものが電子レンジ。同じ加熱でも、発熱原理は、まったく異なる。

不自然な「加熱」と暴力的「分子破壊」が同時進行

分子を引き裂き、分裂させる

市販の電子レンジの中には「マグネトロン管」という発振用真空管が入っている。そこから、周波数2・45ギガヘルツのマイクロ波が庫内に照射される。これらマイクロ波が食べ物を〝爆撃〟することで、マイクロ波と同様に極性をもった分子が毎秒、何百万回も回転する。

「極性」とは、プラスとマイナスの電極のことである。つまり、食物分子は、マイクロ波の周波数と同様に毎秒、何十億回転でプラスとマイナスの電気が入れ替わる。

「……非常に激しく、かき混ぜられた分子は、〝まさつ〟熱を生じ、その結果、食べ物が熱せられる。この尋常ではない加熱方法は、また周辺分子構造を相当に破壊し、しばしば分子を引き裂くか、力ずくで分裂させる」（「電子レンジ調理の隠された危険」Ａ・ウェイン、Ｌ・ニュウェル共同執筆。専門サイトMercola.com掲載記事。「The Hidden Hazards of Microwave Cooking」）

つまり、電子レンジで加熱すると、不自然極まりない「加熱」と「分子破壊」が同時進行する。

「不自然なこと」をすれば「不自然な結果」が起きる。これこそ因果律だ。

電子レンジも、この因果律から逃れることはできない。

「……人工的に作り出されるマイクロ波は、『交流』の原理に基づいている。この強力な電磁放射線にさらされた原子、分子、細胞は、毎秒1億回から１００億回転の〝極性転換〟を引き起こされる。このような暴力的で破壊的な力に耐えられる有機体の原子、分子、細胞など、たとえば低エネルギーのミリワット範囲内でも、また、いかなる照射時間でも存在しない」（同記事）

軍事レーダーでポップコーンが弾けた

電子レンジ発明のエピソードは、面白い。

それは、レーダー開発実験のときに起こった。担当のアメリカ兵は、ポップコーンをほおばりながら、レーダー模型で照射実験を行っていた。そして、たまたま机の上に食べかけのポップコーンが散らかっていた。そして、小型レーダーの首を振らせると、未破裂のコーンが、ポンッ、ポンと連続的に破裂した。操作員の米兵は、この異常現象にビックリ。そして、すぐに状況は理解できた。

「レーダーが放射したマイクロ波がコーンを加熱させて弾けさせた！」「これは、加熱調理器に使える！」

そこからは、嘘のような本当の話？　このGIは軍隊を辞めて、マイクロ波を利用した調理器（電子レンジ）を発明して、巨万の富を築いた、という。

つまり、電子レンジは軍事レーダー開発の副産物として生まれたのだ。

ポップコーンがポンッ！　と弾けたのは、コーンの水分がマイクロ波で加熱され水蒸気になったからです。フライパンで作るのと同じように見えます。しかし、その原理はまったく異なります。

波長の短い電磁波の一種マイクロ波がコーンに当たる。すると、そのミクロの電磁振動エネルギーがコーンの成分を分子レベルで振動させます。そのエネルギーの一部がコーンを内部から発熱させるのですが、それだけではない。普通のガスコンロとは異なり、極超短波の電磁振動は、物質を原子レベルで損傷する。それが、食材の分子構造や組織を変え、発ガン物質などを生成してしまうのです。

マイクロ波照射で未知の〝危険物質〟ができる

未知毒性なので解毒は不可能

電子レンジの原理は、照射食品と同じだ。

わたしは、２００７年、『知ってはいけない⁉』（徳間書店）で、この問題点を指摘している。

「……似たものに照射食品がある。ジャガイモなどに放射線照射して発ガン性を止めたり、ハーブなどの殺菌処理をする。これに世界の消費者団体は、真っ向から反対しています。理由は『照射によって、分子が破壊されたり、未知の有害物質が生成される』からという。放射線のガンマ線は、やはり電磁波の一種。マイクロ波との違いは周波数が高いということだけ。電子レンジ加熱調理は、基本的に照射食品と同じです。ミクロレベルの分子破壊、未知物質の生成……。それは、電子レンジで調理した料理を食べると、直感します。なんともいえず、まずい……」

栄養士の東城百合子氏も電子レンジの欠陥性、危険性を指摘している。

「……（マイクロ波で）食材のもとの分子が切れてしまう。すると、料理を食べたときに、体内の酸素を掴《つか》み、切れた分子をつなぐ。そのため体の中は、酸素欠乏を起こします。それが病気やガンの原因となるのです」（『家庭でできる自然療法』あなたと健康社）

電機業界はレンジ危険説を徹底的に圧殺

わたしは電子レンジに対して、『知ってはいけない!?』（前出）で警告しています。

「……電磁波ですら世界に何万もの有害論文がありながら、政府も企業も、いまだ認めようとしない。莫大な利益損失につながるからです。電子レンジにも同じことが言えるはず。かれらは、〝不都合な真実〟は、徹底的に隠蔽します。『実験動物が死んだ』事実は、何か〝有害な物〟が、生成されたことを示唆します」

電子レンジは、一家に一台の割合で世界中に普及している。

その売り上げは、電機業界にとって、目の眩むほど莫大な利権である。電子レンジ有害説を認めると、その瞬間に、これら膨大な市場を失うことになる。だから、電機業界は、電子レンジ有害論などは、徹底的につぶしてきた。そして、学説自体を闇に葬ってきたのだろう。

そして、わたしの疑念は現実のものとなった。

ヘルテル博士、電機業界の妨害に裁判で闘い、完全勝利！

栄養破壊、血液や人体生理が悪化

電子レンジの有害性を立証する決定的な研究がある。

スイスのハンス・W・ヘルテル博士の業績だ。彼は食品専門の科学者である。

スイスの世界的な食品会社の専属研究者として長年勤務してきた。

ところが、その運命を変える〝事件〟が起こった。

ある食品の「変性加工技術」について会社側に質問したところ、即座に解雇されてしまったのだ。会社側の秘密の一端に触れたからか？

その後、ヘルテル博士は1991年、ローザンヌ大学の教授と共同で電子レンジ調理法の研究を深めた。その結果は、驚愕の一言だった……。

レンジ調理した料理に、明らかな有害物質が生じていた。

そこで、博士たちは、論文を共同執筆し、出版した。

題名は――『レンジの調理食品は、従来調理法の食物より〝危険〟である』。

それは、電子レンジ調理の食物が血液や人体の生理におよぼす影響を、最初に臨床実験したものだ。この研究本は、高く評価されている。

同書の結論は、次のとおり――。

「電子レンジは、食品の栄養素を破壊し、料理を食べた人の血液を変化させ、生理的退行をうながす」

じつに、ショッキングな結論だ。

人体実験で有害性を証明

さらに――、ヘルテル博士は、レオナルド・H・ブラウン博士らと「電子レンジの危険性」

について共同研究を開始した。

具体的な実験方法は、次のとおり。

被験者に、以下８つの異なった食物を２～５日の間隔で摂取させた。

（１）生乳
（２）普通加熱した牛乳
（３）低温加熱した牛乳
（４）電子レンジで加熱した牛乳
（５）野菜（有機栽培）
（６）有機野菜（従来方法で調理）
（７）電子レンジ解凍した冷凍有機野菜
（８）電子レンジ調理した有機野菜

被験者は、一人ひとり隔離され、（１）～（８）を食べる直前に採血された。

食後、一定時間をおいて再び採血し、食事が血液に与えた影響を観察した。

まさに、電子レンジの影響を、ボランティアによって〝人体実験〟してみたのだ。

そして、多くの有害性が証明された。

結果は――。

▼普通に調理した食品：食べた被験者に異常はあらわれなかった。
▼電子レンジ調理食品：食べたグループに明らかな異常が出現した。

「……特に、血液に大きな異変が見られた。ヘモグロビン値とコレステロール値、とりわけHDL（善玉コレステロール）とLDL（悪玉コレステロール）の比率の減少である」（ヘルテル博士）

つまり、悪玉コレステロールが増加した。

ここまでの、電子レンジ有害データだけで、あなたはレンジでチンする気は失せたはずだ。そして、首をかしげるだろう。

「……これほど決定的な検証実験があるのに、新聞、テレビどころか政府までも、なぜ、この事に触れないのか？」。あなたは、世界を闇から支配するディープステートの恐ろしさが、まだわかっていない。世界の裏側にはCIC（検閲産業複合体）という秘密組織が暗躍している。〝かれら〟は、不都合な真実を流すことは、絶対に許さない。

CICは、常に世界中のメディアや学界などを監視し、検閲し、削除している。

〝かれら〟は、従わない記者などは、最終的に排除する。それは〝暗殺〟も含むのだ。

マイクロ波が食品を通じて悪影響するのか？

食物に残留した振動エネルギー？

「……電子レンジのマイクロ波エネルギーは、おそらく確実に、調理された食物を通じて、食べた人に伝わる」（ヘルテル博士）

それは、マイクロ波の振動エネルギーが、食物に残留（転写）し、それを食べた人に振動エネルギーとして伝わったのだろう。

さらに、ヘルテル博士らは、被験者たちに異変を見い出した。

それは、「白血球増多症」という症状だ。

電子レンジ調理された食物を食べた被験者たちに、明らかに「白血球増多症」が起きていた。

「……このような顕著な増多は、マイクロ波によって生じた〝物質〟を摂取したことが原因である」(ヘルテル博士)

これまで謎とされてきた電子レンジの有害性が、次第に明らかになってきた。

産業界が提訴、博士は逆転勝訴を勝ち取る

1992年、研究結果は、ヘルテル博士とブラウン博士の共同執筆により出版された。すぐさま反応したのは、産業界だった。

とりわけ、スイス電化製品販売協会の対応は素早かった。同団体は家電製品の有力な貿易団体でもある。同協会は、ヘルテル博士らの「電子レンジ有害論」の研究に激しい危機感を抱いた。同協会は、スイス・ベルン州裁判所に「両博士の著書出版差し止め命令を出すよう提訴した。業界側の露骨な反撃である。

そして、1993年3月、なんとヘルテル博士に「営業妨害」による有罪判決が下され、研究成果の「出版差し止め命令」が発効された。産業界の横暴圧力に司法が屈したのだ。

しかし、ヘルテル博士は、この圧力にいっさい屈することはなかった。

その後、何年もの裁判闘争に精魂を傾けた。そうして、1998年8月25日、オーストリア・ザルツブルグでの裁判で、博士は逆転勝訴を勝ち取ったのだ。

ヨーロッパ人権裁判所は、次の判決を下した。

「……1993年の判決は、ヘルテル博士への人権侵害である」

さらに、その後、スイスで以下の判決が下された。

「……ヘルテル博士が、電子レンジは人への健康に有害である、と発表することを禁じた『出版差し止め命令』は表現の自由に反している」

さらにスイス政府に対して、ヘルテル博士への損害賠償を支払うように命じた。

不当な圧力と戦ったヘルテル博士の不屈の闘志に拍手を送りたい。

この完全勝利こそ、博士の研究の正当性を、裁判所が公式に認めた証なのだ。

電子レンジは危険な発ガン物質を生成する

「発ガン物質、病変続発」(リー博士)

電子レンジの有害性とは、電機業界にとって最大級のタブーだ。

それに果敢に挑んだヘルテル博士は過酷な裁判闘争に完全勝利し、自らの理論の正当性を証明した。

さらに数多くの研究者たちが、電子レンジの危険性を果敢に告発している。

ショッキングなのは——レンジで食品に危険な発ガン物質が生じる——という報告だ。

ロシアの研究者リタ・リー博士は『アース・レター』(1991年3月号、8月号)で、発ガン物質生成を警告している。

リー博士は、著書『マイクロ波——電子レンジ調理の健康影響』でも、同様の警告を行っている。さらに世界的な医学雑誌『ランセット』(1989年12月9日号)にも同様の警告論文を寄稿している。

「……電子レンジで調理された食べ物を食べた人の血液中に化学作用の変化が見られる。疾患が発生していることは明らかである」(リー博士)

具体的には――

▼リンパ系疾患で、特定ガンに対する予防力が低下。

▼血液中にガン細胞の発生率が高まった。

▼胃腸ガンの発ガン率の上昇が認められた。

▼消化器系疾患の発病率上昇と慢性的な泌尿器不全。

粉ミルクの加熱で危険物質、発生

発ガン物質の他にも、電子レンジ調理は、奇妙な〝異常物質〟を生成する。

「……乳児用粉ミルクを電子レンジで加熱すると、ある特定トランスアミノ酸が特殊な異性体に変化した」(リー博士)

この異性体は、赤ちゃんにとって明らかに、〝異物〟である。それが、粉ミルクをレンジで温めただけで、ミルク内に出現する。どんな、〝悪さ〟をするのか予測もつかない。レンジ加熱は、〝異物〟だけでなく、〝毒物〟も出現させる。

「……さらに粉ミルクをレンジ加熱すると、L‐プロリンというアミノ酸の一種が、神経毒性と腎臓毒性が確認されている異性体に変化した」（同博士）

電子レンジ加熱で、〝毒物〟生成が証明されたのだ。

リー博士は、母親たちの無知をなげく。

「母親は、人工乳をわが子のために電子レンジで温めて、毒性をより強めているのです」

血液をレンジで温め輸血後、急死

さらに、ショッキングな報告もある。

「……電子レンジで温められた血液を輸血すると、患者は死んだ」

1991年には「輸血用血液を電子レンジで温める」ことの可否が裁判で争われている。腰の手術で死亡したノーマ・レビさんは、ごく単純な手術だったのに術中に急死した。のちに看護士が、輸血する血液を、電子レンジで温めて輸血していたことが判明。

専門家は、レビさんの急死に電子レンジ加熱が関係していると疑っている。

「レンジのマイクロ波が、血液に何か〝変化〟を与え、それが原因で死亡したのだろう」

この因果関係は、裁判にまで持ち越された。そして、「電子レンジは当初の予想より、はるかに有害であることがわかった」と主張している。

発ガン物質続出、催奇形性、栄養破壊、品質劣化……

言葉を失う毒性の数々

以上のように、電子レンジの有害性研究では、スイスのヘルテル博士、ロシアのリー博士らが先駆者である。とりわけロシアの研究報告は、多岐にわたっている。米国オレゴン州ポートランドの「アトランティス・レイジング教育センター」が、ロシアでの研究成果を、出版物にまとめている。

その電子レンジ危険性の骨子は……。

――動物性・植物性を問わず、あらゆる食品中に発ガン物質が発生した――

その詳細は、以下のようなものだ。
▼普通に電子レンジ調理した肉類に、よく知られる発ガン物質〝D－ニトロソディンタノラミンが発生した。
▼電子レンジ調理された牛乳と穀物シリアルのアミノ酸の一部が発ガン物質に変化した。
▼電子レンジ解凍した果物に含まれるグルコシドとガラクトシドが、発ガン物質に変化。
▼生野菜、冷凍野菜などを短時間マイクロ波照射すると、植物性アルカロイドが発ガン物質に変化した。
▼電子レンジ調理した野菜、特に根菜類に発ガン性フリーラジカルが形成された。
▼フリーラジカルは酸化力の強い活性酸素で、遺伝子を破壊し、強い発ガン性や催奇形性を発揮する。
▼レンジで激しい栄養破壊が起きる。実験された全食物の食品価値が60～80％も低下、構造上の破壊現象が顕著にみられた。
▼実験対象の全食物に、以下の破壊、劣化がみられた。ビタミンB複合体、ビタミンC、ビタミンE、微量基礎ミネラル分……など。
▼植物成分（アルカロイド、グルコシドなど）の多くに多様な損傷が確認された。
▼肉類成分ではヌクレオチドたんぱく質成分に劣化が観察された。
以上――。あげていれば、キリがない。

あなたは、これでも、電子レンジでチン！する気になるだろうか？

旧ソ連が電子レンジを禁止した理由

「電子レンジ調理の隠された危険」

「……多くの人々が、電子レンジの便利さと引き換えに、無知にも、おのれの健康を犠牲にしている」（前出「電子レンジ調理の隠された危険」）

同記事は、旧ソ連が電子レンジを禁止していた事実にも触れている。

「……なぜ旧ソビエト連邦は１９７６年、電子レンジの使用を禁じたのか？　その理由を聞けば、あなたは自宅の電子レンジを粗大ゴミ捨て場に放り投げてしまうかもしれない」

旧ソ連は禁止、アメリカは推進――共産圏と自由圏で、１８０度異なっている。

どちらが、正しい選択だったのか。もはや、言うまでもない。

旧ソ連は、独自の体制で、電磁波やマイクロ波などの危険性を研究してきた。共産主義の基本理念は、人民の生命、財産の保護である。それが、よく現れているのが電磁波規制だ。なんと、高圧送電線を建設するときは、高圧線から両側1キロ以内に、建物の建設を禁止している。それほど、電磁波の生体被害が大きいことを、彼らは熟知していたのだ。同様に、西側で大量に普及する電子レンジも徹底研究したはずだ。そして、出した結論は、「あまりにも健康破壊と被害が大きすぎる。ソビエト人民に使わせる訳にはいかない」。

電子レンジも殺戮道具のひとつ

普及を加速したアメリカとは真逆だ。

「……電子レンジは旧式オーブンに比べて、便利でエネルギー効率もよい。だから、9割以上の家庭に普及している。これは、もはや世界中の家庭に共通する光景だ」

「……電子レンジのない家庭やレストランなど、ほとんどない。一般の人々はどんな電子レンジでも、調理された料理や使う人には『危険性は、全くない』と考えている。もしも、電子レンジが危険だとしたら、『政府は、そんな危険な物の販売を許すはずがない』。普通の人なら、そう考える。あなたもそうだろう」(同記事)

照射実験は、第二次大戦中から行われていた

発ガン、栄養破壊、食品被ばく

驚いたことに、マイクロ波による食品照射の研究は第二次大戦中から行われていた。

ナチス政権下のドイツでは、１９４２～43年、フンボルト大学で実施された。

さらに、戦後１９５７年から現在に至るまで、旧ソ連からロシア時代を通じて、ベラルーシ共和国のキンスク放射能工科学校とロシースカヤ自治共和国のラジャスタン放射能工科学校で調査研究が続けられてきた。そうして、ロシアとドイツの研究者は「食品へのマイクロ波照射」について、次の３つの結論に到達した。

これが、国際的な研究総括となっている。

（1）食物に発ガン作用が発生する
（2）食物の栄養分は破壊される
（3）食品被ばくで生物学的影響

ヘルテル博士やリー博士らと、同じ結論に到達している。
つまり、電子レンジは、これら3点の有害性が、学術的に確認されていた。
〝闇の勢力〟は、これら情報を隠蔽し続けて今日に至る。

発ガンメカニズムも解明された

では——。

（1）電子レンジ調理で、なぜ発ガンするのか？

▼牛乳と穀物に含まれるたんぱく加水分解物（水を加えるとアミノ酸に分解される成分のこと）の成分中に発ガン物質が形成される。
▼電子レンジで調理された食物中の物質が変化し、不安定な代謝物が消化器系疾病の原因に。
▼食物中で物質の化学変化が起きるため、リンパ系機能低下がみられる。その結果、特定組織の異常増殖（腫瘍）を抑制する免疫力が低下する。

▼電子レンジ調理の食物を食べると、血清中にガン細胞が高率で発生する。
▼発ガン性の活性酸素フリーラジカルが植物、特に生の根菜類の特定ミネラル分生成過程で発生。
▼統計的に、電子レンジ調理された食物を食べ続けた人の胃ガン発生率が高い。
▼消化器系と泌尿器系の機能が徐々に衰え、周辺細胞の劣化が一般にみられる。

(2) 食物栄養などの破壊

結局、食物が強烈なエネルギー振動マイクロ波を浴びると分子レベルで破壊、変化が起こる。だから、まず栄養分が破壊され、それが発ガン物質などに変化する。
▼冷凍果物を電子レンジで解凍すると、グルコシドとガラクトシドの代謝分解に異常が発生する。
▼空気中放射能の「結着作用」が起きて、食物中アルファ粒子とベータ粒子の量が急増する(それが栄養破壊となる)。

食物中の〝残留電磁波〟で神経・行動異常が起きる

（3）電磁波被ばくによる「生物学上の影響」とは？

電磁波被ばくと同じ生理反応

マイクロ波のエネルギーは、食物中の分子などに〝転写〟され、植物内に残留する。

▼「電子レンジの強力マイクロ波は食品中に『残留電磁波』として残る」（リー博士）

▼照射食物を食べた人に、マイクロ波被ばくと「同様症状」を引き起こす（同博士）。

▼この「残留電磁波」は、食べた人に神経・行動異常まで起こさせる。

▼「残留電磁波」は無秩序に生体内に滞積、神経系（主に脳と中枢神経）に影響をおよぼす。

▼このために神経系の「電気回路」の極性が長期間にわたって破壊されてしまうのだ。

――食物に電磁波が〝残留〟し、神経・行動異常まで引き起こす。にわかには信じがたい。

「……これらの作用は、神経系のさまざまな構成組織の神経電気の健全さに対し、事実上、取り返しのつかない損傷を与える」（前出「電子レンジ調理の隠された危険」）

これは、強烈な電子レンジのマイクロ波動が、食物分子や原子に〝転写〟されることで起こる。その転写エネルギーが、体内で悪影響をおよぼすのだ。

「……〝残留電磁波〟が脳の構成組織の受容体に作用し、放送局などから放射されるマイクロ波周波数を人為的に増幅させる。それによって、より心理的な影響を受けやすくなる」（同記事）

さらば！ 電子レンジ。使うなら「セラミック容器」

遠赤外線に変換する磁器製容器

ここまで読んで、あなたは自宅の電子レンジを〝愛用〟する気はまったく失せたはずだ。

わたしも我が家の電子レンジを粗大ゴミで出す予定だった。

ところが、特殊な磁器でできた容器に入れて、レンジ庫内に置くと、特殊セラミックが有害マイクロ波を安全な遠赤外線に変換することを知った。

船井幸雄氏、創業の「本物研究所」で取り扱っていた。それは、お茶碗一杯分のごはんを入れるくらいの容量しかないが、これで十分だ【写真7】。

それで冷えたごはんなどを温める目的だけに使用している。

しかし、注意すべきはレンジ扉からのマイクロ波の漏洩だ。稼働中は、最低でも2メー

■有害マイクロ波を陶器が安全な赤外線に変換

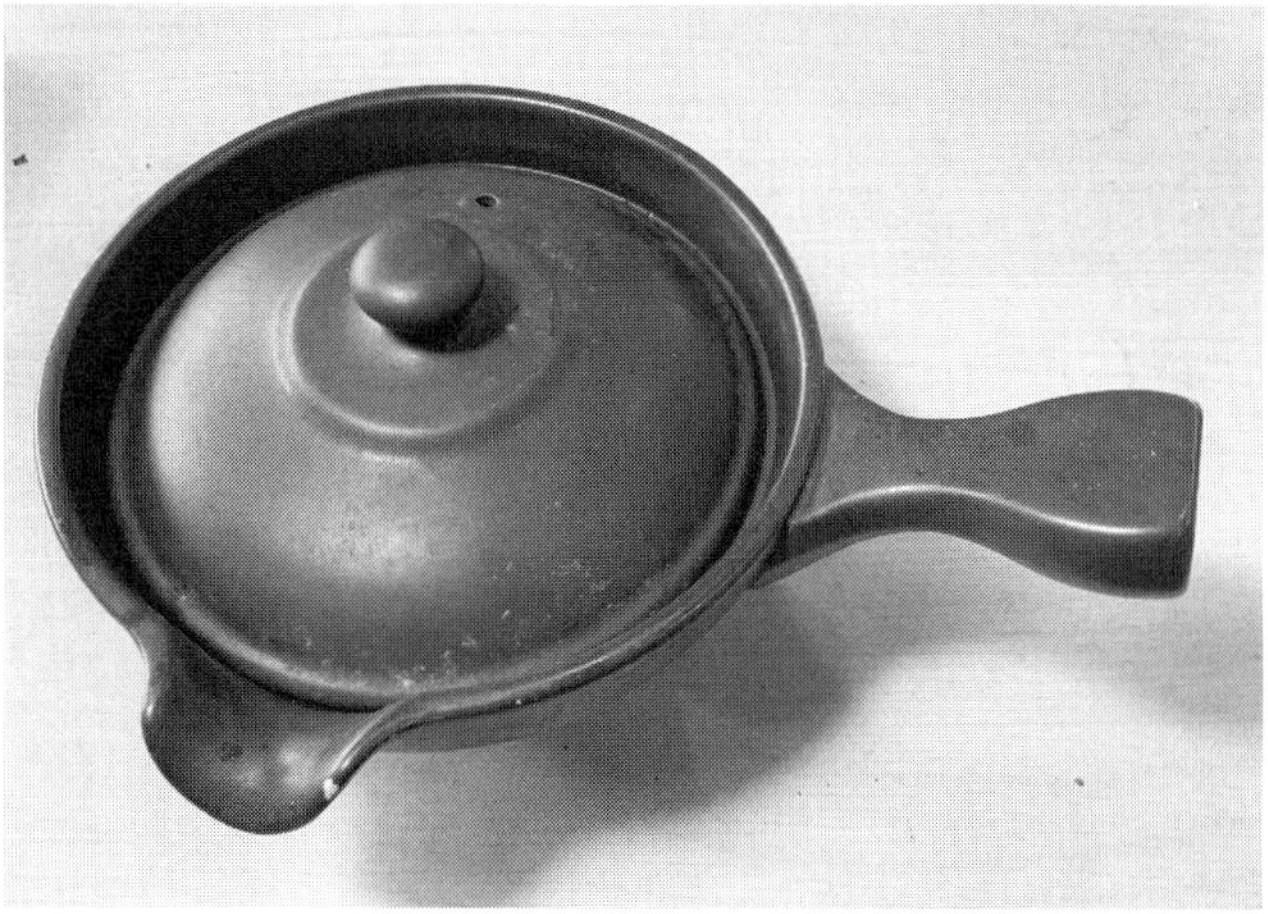

【写真7】

トル以上は離れること。この加熱セラミック容器がなければ、電子レンジは思いきって処分することだ。

それにしても、テレビの料理番組を見ているとゾッとする。

「電子レンジで下ごしらえをしておきましょう」などと、平然とレンジ使用を指導している。そのような料理研究家が、本章を読んだら、顔がひきつるはずだ。

一人ひとりがめざめ、気づくとき

わたしは、この電子レンジ問題を２０１４年『日本の真相２』（成甲書房）で告発している。そこで、こう記した。

「……『危険な物を政府が許可するわけがない！』。またもや、お馴染みの迷台詞《めいぜりふ》。

われわれは、なんどこの愚かなフレーズをくり返すのだろう。

3・11原発事故の前を思い出してほしい。『政府が危険な原発を許可するわけがない』耳にタコができるほど庶民大衆の口から聞かされた言葉だ。

なるほど、世の善男善女が、そう信じこむのも無理はない。『事故は起きない』と政府公報はくり返し、くり返し、そう宣伝してきた。それが、真っ赤な嘘だったことを、フクシマでわれわれは、学習したはずだ。同じ愚行をくり返してはならない」

しかし、今もまたコロナ・ワクチンで、まったく同じ愚行がくり返されている。

「……政府が危険なワクチンをすすめるわけがない！」

〝お花畑〟の住人でいるかぎり、地獄は目の前に迫っても、まったく見えない。

日本人、一人ひとりがめざめ、気づくときだ。

第10章

ゲノム編集“モンスター”たちが食卓にやってくる

怪物サケ、4本足ニワトリ、ムキムキ肉牛……
モンスターたちが続々と

「食糧」は人類支配のための「兵器」である

農業支配で地球を支配できる

「食」を支配すれば、「地球」を支配できる。

「地球」を支配できれば「人類」を支配できる。

だから、〝闇の勢力〟は食糧支配をひとつのターゲットにしてきた。「食」は人類にとって生命線だ。その地球の食糧供給を支配することは、人類の生殺与奪の権利を手にすることだ。(1)イルミナティ(2)フリーメイソン(3)ディープステートという三段重ねの〝闇の勢力〟は、この「計画」のもと、着々と食糧支配をすすめてきた。

つまり食糧は人類支配の「兵器」(ウェポン)として〝やつら〟に牛耳られてきたのだ。

「食糧」を支配するには、どうしたらいいか?

「農業」を支配することだ。農業こそ食糧供給の原点である。

その「農業」を完全支配すれば、結果的に「人類の運命」も完全支配できる。

理想人口5億人！　ジョージア・ガイドストーン

マイヤー・アムシェル・ロスチャイルドは1773年、弱冠30歳の若さで、ヨーロッパ全土から12人の実力者をフランクフルトに招聘《しょうへい》し、地球征服戦略の『二五箇条・計画書』を採択した。

そこで、マイヤーらは、自分たち以外の人類をゴイム（獣）とさげすんでいる。この蔑称は、ユダヤ教の経典『タルムード』に由来する。ユダヤ教は、異教徒を「獣」とみなしている。つまり、人間ではない。彼らに従順な「獣」（ゴイム）は「家畜」である。反抗する獣は野獣である。放置しておくと危険だ。だから、速やかに駆除（殺害）する必要がある。

２０２２年7月7日、早朝、米ジョージア州の丘にあるジョージア・ガイドストーンが爆破され、世界中に衝撃を与えた。これは１９８０年、こつぜんと現れた石碑だ。その壁面には、世界の主要8言語で、21世紀の地球社会を予告するメッセージが刻まれていた。

そして、そこには衝撃の一文が刻まれていたのだ。

「――地球の理想的人口は5億人である」

この石碑の建造者は謎とされている。しかし、研究者たちの意見は一致している。国際秘密結社フリーメイソンが、未来への予告として建立したものである。

2つの狙い――「金儲け」と「人殺し」

ここで、彼らの予告（計画）は、はっきりした。

21世紀に、世界の人口を5億人まで削減する。

しかし、現在、すでに地球人口は80億人弱に達している。それを、5億人以下にする。

ということは、9割以上の人類を〝処分〟、つまり殺さなければならない。

そんなことが、いったい可能なのか？　〝闇の勢力〟は、可能だと信じているようだ。彼らは第一次、二次大戦も計画し、そのとおり起こしてきた。

世界大戦まで、計画して起こせる連中なのだ。彼らの力を甘くみくびってはいけない。

第二次大戦を彼らが起こした目的はシンプルだ。「金儲け」と「人殺し」。彼らユダヤ金融商人は、他方で武器商人だった。戦争こそは「金融」と「兵器」のダブル・インカムを保証してくれる〝すばらしい！　ビジネス〟なのだ。

おまけに宿願の「人口」も減らせる。まさに、戦争こそは、〝やつら〟悪魔勢力にとって一石三鳥だ。

ちなみに、第二次大戦の人口削減ノルマは、約1億人だった。

地球を東西対立する2つのブロックに分け（戦後の〝冷戦〟構造も同じ）、双方に「金融」で資金を貸し、それで「武器」を買わせる。あとは、双方が勝手に殺し合い、勝手に人口を減らしてくれる。

ちなみに、「戦争」と同じく「医療」も〝やつら〟のビジネスだ。

やはり、地球規模で「金儲け」と「人殺し」ができる。

わかりやすくいえば「巨利収奪」と「人口削減」だ。

このように人類のカネとイノチは、〝やつら〟の手のヒラの上にある。

その意味で、地球の「農業」も「食糧」も、同じ目的で〝やつら〟に握られている。

それは、いずれも人類を支配するための「兵器」（ウェポン）なのだ。

人類は〝2つの核〟に手を出してはならない

原子核と遺伝子の〝暴走〟

人類が、ぜったい触れてはいけない〝2つの核〟がある。

（1）原子核、と（2）遺伝子だ。いっぽうは原子の核にあり、他方は細胞の核にある。

いずれも、神（大宇宙）のみが采配できる不可侵の領域なのだ。

なぜならば、それは人間にとって、本質的にはぜったいに制御不能だからだ。

（1）原子核の暴走は、壊滅的な核戦争と放射能汚染をもたらす

（2）遺伝子の暴走は、壊滅的な〝怪物〟と環境破壊をもたらす

しかし、奢《おご》れる〝闇の勢力〟は、この2つを掌中に収めた。

それが、(1)核兵器、であり、(2)遺伝子操作だ。

前者を支配したのがロスチャイルド財閥であり、後者を支配したのがロックフェラー財閥だ。こいつらは、〝闇権力〟の〝双頭の悪魔〟たちだ。

「石油」「医療」「農業」利権

国際秘密結社イルミナティの中枢として、絶対権力を握ってきたロスチャイルドは、忠実な部下であったロックフェラーに石油利権をゆずった。未来エネルギーはウランの原子力になることを見越して、古い利権をロックフェラーに与えたのだ。

こうして、ロックフェラー一族は、石油王の地位を手に入れた。

石油王は、そこに安住する気はなかった。

さらに、目の前の2つの利権に目をつけた。それが「医療」と「農業」だ。

いずれも「石油」利権の先に広がる巨大市場だ。つまり、石油合成化学の手法で「医薬」を大量に生み出す。それは、莫大な医療利権となった。

同様に「農薬」を大量生産する。これもまた膨大な利益を生み出した。

重ねて石油を原料に大量生産する「化学肥料」も宝の山だ。

こうして、ロックフェラー財閥は「石油」に続く、莫大な2つの利権山脈、「医療」と「農業」を手に入れたのである。

タブー領域「遺伝子」と「原子核」支配

ロックフェラー財閥は、「農業」が「食糧」を支配し、「食糧」が「人類」を支配することを熟知していた。つまり「食糧支配」イコール「人類支配」だ。

「農業支配」の要諦《ようてい》は「農薬」と「化学肥料」の独占だ。

しかし、ロックフェラー財閥は、それだけに満足しなかった。

そこで、〝やつら〟が目をつけたのが「遺伝子」なのだ。

〝やつら〟は神の領域である「遺伝子」をも手に入れようとした。ついに、〝双頭の悪魔〟の片方の領袖は、タブー領域「遺伝子」に足を踏み入れた。

他方のロスチャイルドは、これもまた、もうひとつの禁断領域「原子核」を支配した。

ロックフェラーは「遺伝子利権」を、ロスチャイルドは「原子核利権」を掌握したのだ。

新たな地球利権、生物特許（バイオ・パテント）

次々と生み出される〝モンスター〟

「遺伝子」利権とは、はやくいえば「遺伝子操作」利権だ。
それには2種類ある。（1）「遺伝子組換え」、と（2）「遺伝子編集」だ。

（1）「遺伝子組換え」は、異種遺伝子を組み合わせ、新生物をつくりだす
（2）「遺伝子編集」は、さらに遺伝子を〝編集〟して新生物をつくりだす

ここでいう〝新生物〟とは、それまで地球上に存在しなかった〝生物〟のことだ。

これを、世間一般では〝怪物（モンスター）〟と呼ぶ。それは禁断の〝神の領域〟を侵犯することで、もたらされる。つまり、そこは〝悪魔の世界〟なのだ。

そして、そこから悪の化身〝モンスター〟たちが、次から次に産み出される。

しかし、産みの親であるロックフェラー財閥にとって、それらが〝怪物〟である、という自覚はない。それらは、すべて巨大な利益を生み出す可愛い〝ペットたち〟なのだ。

金の卵を産む〝アヒル〟

遺伝子操作で、生み出される〝ペット〟たちで金儲けをする。その利益を保証する法的基盤が必要となる。そこで、〝やつら〟が考案したのが「生物特許」（バイオ・パテント）だ。これにより、可愛い〝ペット〟たちは、法的特権を保証される。つまりは、莫大な利益を生み出す存在となる。こうして、〝闇権力〟は「金の卵を産む〝アヒル〟」を独占入手するのだ。

しかし、「生物特許」という発想に、だれもが違和感を覚えるだろう。

「特許権」とは、ほんらい、工業製品に与えられる特権だ。その発明は、まったく人為的な創意工夫によってもたらされる。その知的所有権を発明者に保証するのは当然だ。

しかし、生物は工業製品とは、異なる。地上の生物を創造したのは大自然である。

それを、古来、人類は「神」と呼んできた。つまり、あらゆる生物の存在は、創造主のなせるわざなのだ。しかし、悪魔勢力は、その禁断領域に手を突っ込んできた。

遺伝子操作で生み出す〝ペット〟を、地球規模の利権とするには、生物特許が絶対必要だったからだ。そして、アメリカという国家は秘密結社フリーメイソンがつくった国だ。独立宣言署名者56人中、53人がメイソンなのだ。だから、〝やつら〟は最高裁に圧力をかけ、「生物特許は合憲」という判決をやすやすと手に入れたのだ。

遺伝子組換え利権の9割を独占するモンサント社

世界の生物特許利権〝総本山〟

6章〝グリホサート〟農薬のくだりでも詳しく触れたモンサント社は、100％ロックフェラー財閥が所有する会社だ。

それは、遺伝子操作利権の総本山である。

世界中の遺伝子組換え生物の9割以上の「生物特許」を独占している。

それは、遺伝子組換えで生み出され、生物特許で特権を得た〝怪物ペット〟たちの飼育場であった。

そもそも、遺伝子組換え技術とは、どのようなものか？

遺伝子（ＤＮＡ）の発見は、20世紀最大の発見といわれる。細胞核を拡大していくと、中に染色体と呼ばれるヒモ状の物質が確認できる。さらに、拡大するとそれは糸状のものが連なっていることがわかった。この糸状物質を拡大すると二重らせん構造になっており、それは〝ハシゴ〟のように連なっている。

その〝ハシゴ段〟を解析すると4種類の塩基であることが判明。つまり、それは生命の遺伝子情報のデジタル保存テープだった。複雑絶妙な生命情報は、すべて4種類の塩基の組み合わせで記録されていた。

禁断の領域。動物×植物を掛け合わせ⁉

先述のように、この細胞核に人類は触れてはいけなかった。それは原子核も同じ。〝神の領域〟を犯す者には、必ず〝神の裁き〟が下される。それが、遺伝子の暴走であり、原子核の暴走なのだ。しかし、もともと悪魔に魂を売った連中は、〝神の裁き〟などおそれない。〝やつら〟は、生命の情報コード、遺伝子を操作すれば、新たな生物を生み出せることを知った。こうして、〝神の領域〟は犯された。

いや、〝やつら〟が踏み入れたのは〝神の領域〟をも越えていた。

なんと、動物と植物の遺伝子を掛け合わせる……という、未知なる禁断領域にまで足を踏み入れたのだ。ほんらい、動物と植物は、遺伝子的に絶対に交わることない。

それは、神（大自然）すら、なしえないわざだ。

しかし、悪魔と手を結んだ〝やつら〟は、喜々として禁断の交配を行ったのだ。

悪魔の産物、〝サソリ毒キャベツ〟から〝光るブタ〟まで

その〝産物〟とは――

▼サソリ毒キャベツ：サソリの猛毒遺伝子を組み込んだ〝毒キャベツ〟。

（虫もつかないので無農薬栽培が可能という。虫も食べない毒キャベツを、だれが食べたいと思うだろう？）

▼ワクチン・バナナ：病原菌の遺伝子とバナナ遺伝子を組み換えて、生み出した。

（バナナに病原菌成分ができるので、「食べるとワクチンと同じ効果がある」という。たんなる有毒バナナが出現しただけ）

▼光る野菜：野菜の遺伝子とホタル蛍光遺伝子の組み合わせで生まれる不気味な作物。

（そもそも野菜を光らせる目的が、まったくわからない。毒性も不明）
▼**発光魚（グローフィシュ）**：熱帯魚の遺伝子にクラゲの発光遺伝子を組み込む。（すでに観賞魚の生産に導入されている。食用魚にも使われかねない、狂った技術）
▼**蛍光ブタ**：遺伝子にホタルなど蛍光遺伝子を組み込むと〝光るブタ〟が生まれる。（その他、光るネコなど、さまざまな〝光る動物〟が誕生している。まさに怪物動物園）
▼**怪物サケ**：サケの遺伝子に成長の早いゲンゲ（ウナギの一種）の遺伝子を組み込む。（2倍の速度で成長するので〝フランケン・フィッシュ〟と呼ばれる。生産業者が殺到している）

――以上のように、まさに狂った生き物が、狂ったように製造されている。
遺伝子組換え技術が、悪魔に乗っ取られた技術であることが、よくわかる。

悲劇はトリプトファン事件から始まった

見かけは同じでも危険だ

遺伝子組換え食品がなぜ危険か？

理由は、ただひとつ、未知の〝有害物質〟が生成されるからだ。

遺伝子操作で誕生する新生物は、これまで地上に存在していなかった生き物だ。だから、体内には〝未知の成分〟を秘めている。これが遺伝子操作（ＧＭ）食品をめぐる論争のポイントだ。

遺伝子組換え推進論者は、こう言う。

「……遺伝子操作しても、実質的には同じ生物ですよ。だから、安全性にはまったく問題ありません」

つまり「安全性を議論すること自体、無意味」と突っぱねる。

これを、難しい言葉で「実質的同等性」という。遺伝子組換え食品を受け入れる食品業界の人は、この言葉をいつも呪文のようにくり返す。

ところが、この〝安全論〟の根拠を吹き飛ばす事件が勃発している。

それが「トリプトファン事件」だ。

未知の毒物で38人死亡

その顚末を、わたしは2013年、『「モンスター食品」が世界を食いつくす！』（イースト・プレス）で書いた。そこから引用する。

――すでに、人類は悲劇を体験している。かの有名な「トリプトファン事件」だ。

この事件は、1988年末から89年6月にかけて、アメリカで起こった。日本の化学工業メーカー・昭和電工株式会社（現レゾナック・ホールディングス）が、遺伝子組換えによって必須アミノ酸「トリプトファン」を生成、ダイエット食品として販売した。すると、この食品を摂取したアメリカ人から体調不良の訴えが続出。

症状は血中の好酸球が異常増殖し、筋肉痛や発疹をともなうというものだった。結果的に38人が死亡。少なくとも約1500人が健康被害を受ける大惨事となった。被害者からの訴訟は、2000件にも達し、昭和電工は製造物責任を問われ、2000億円もの賠償金を支払うはめになった。

原因は、遺伝子組換えで変異した微生物が、猛毒たんぱく質を生成したことである。

まさに、未知の生物が、〝未知の毒物〟を生成したというわけだ（同書）。

〝安全論〟は完全崩壊した

このトリプトファン事件で、推進派が主張する〝安全論〟は崩壊した。

彼らの口グセ「実質的同等性」には、なんの根拠もなかった。

ただ、誤解を恐れずにいえば、この事件は不幸中の幸いだ。

「……つまり、毒物が致死性の『猛毒』だったため、急死する被害者があい次ぎ、すぐに〝毒物〟を特定することができたからだ。しかし、これが急性毒性ではなく慢性毒だとしたら、その毒はジワジワと人体を冒していくだろう。つまり、因果関係の特定はきわめて困難になる」（同書）

犠牲になられたかたは、じつにお気の毒だ。しかし、この悲劇がなければ、遺伝子操作の危険性は、闇に葬られたままになっていたかもしれない。

世界中で消費者団体や市民グループが、遺伝子操作（GM）食品に反対している。

トリプトファンの悲劇は、まさにかれらの不安が的中したことを意味する。

この惨劇に胸を痛めつつ、かれらは不安に包まれている。

「……この事件以外にも、すでに遺伝子組換え食品の見えない毒物は、人類をむしばんでいるのではないか？」

つまり、遺伝子組換え食品の内部に潜む〝未知毒物〟は、人類の健康を冒し続けている可能性が高い。

キング・コーンで50～80％のマウスに巨大腫瘍発生

日本も畜産飼料で大量輸入

トリプトファン事件だけではない。

遺伝子操作（ＧＭ）食品の毒性報告は相次いでいる。

▼GMジャガイモ：マウスに与えたら発育不全、免疫低下などが発生した。
（このジャガイモには、殺虫成分〝レクチン〟をつくりだす遺伝子が組み込まれていた。英ロウェット研究所、A・パズタイ博士）

▼Btトウモロコシ：害虫ではないのに蝶の幼虫が44％死滅した。
（遺伝子組換えで害虫抵抗性を与えたBtトウモロコシの花粉を植物の葉にふりかけ、蝶の幼虫に食べさせると44％が死んだ。残った幼虫も発育不全となった。米コーネル大、J・E・ロゼイ博士）

▼キング・コーン：マウスに食べさせたら50～80％に巨大腫瘍が発生した。
（この遺伝子組み換えトウモロコシは、全米最大の生産量にたっする。飼料・食品原料として国内外で多用されている。この動物実験で驚愕の発ガン性が立証された。仏カーン大学研究チーム）

——もっとも衝撃は、キング・コーンの猛烈な発ガン性だ。
マウスに与えると50～80％に巨大ガンが発生した。過半数が発ガンするというから恐ろしい。それもゴルフボールに近い腫瘍が複数発生している。キング・コーンの発ガン性は、決定的だ。しかし、奇妙なことにこの衝撃ニュースを、世界のマスメディアはほとんど報じていない。日本のマスコミも同じだ。ＮＨＫも朝日新聞も、他のメディアでもいっさい流さない。

なぜか？　理由はかんたんである。

これら世界のマスメディアは、とっくの昔にディープステートに乗っ取られているからだ。遺伝子組換えを推進するのは、ディープステートの首領（ドン）、ロックフェラー財閥だ。親分が推進している悪事を、子分のマスコミが書けるわけがない。

家畜、鶏卵、養殖魚……影響は謎

ただ悲痛な声をあげるのは、やはり一部の研究者や市民グループのみ。

それら不安の声、告発の声に対して、推進派はこう言う。

「……キング・コーンは、家畜の飼料用、工業の原料用です。直接、人間の口に入らないので安全です」

この言い分には、笑うしかない。キング・コーンを食べた家畜を食べるのは人間なのだ。

キング・コーンは、発ガン毒そのものだ。その発ガン物質が日本にも飼料用として大量に輸入されている。その発ガン毒物で、国産の牛や豚や鶏は飼育されている。キング・コーンは、さらに養鶏場で卵に変化する。さらに養殖場では鮮魚やウナギに変身する。

実験マウスの5〜8割を発ガンさせたコーン飼料が、はたして家畜や鶏卵、養殖魚などにどのような影響を与えるのか？　まったく不明だ。

研究すら行われていない（行われていても、絶対公表されない）。

種子を独占し、地球支配を狙うモンサント社

ハイブリッド種子、自殺種子、裏切り種子

モンサント社は、地球上のあらゆる種子の独占も狙っている。
「食糧」を支配する。そのためには「品種」を支配する。
そして、その目的のために「種子」を独占する。その独占権を生物特許で守る。
これが、〝やつら〟の地球の食糧支配の最終戦略だ。
そもそも、ほんらいの農業は多種多様な作物を自家採種することであった。日本では農

民を〝百姓〟と呼ぶ。これは、けっして、蔑称ではない。それは「百種類もの作物（姓）を育てる人」という尊称なのだ。

だから、古来から農民たちは、育種の大切さも熟知していた。

いろいろな品種の作物を掛け合わせ、最適品種を育ててきた。

そのためには自家採種が原則だった。

ところが、〝闇の勢力〟は農民の自家採種まで禁止を企んでいる。

なぜか――。

〝やつら〟が開発し、生物特許で利権とした種子を世界中で使わせるためである。

「種子」の独占で「農業」の独占を図る魂胆なのだ。

その企みは、年々、悪質化している。

（1）F1種子：別名、ハイブリッド種子。1920年代、米国で開発された。その仕組みは「メンデルの法則」にのっとっている。それは、両親の「優性」形質を受け継いでいる。ところが、F1同士を掛け合わせた〝子ども世代〟になると、弱い「劣性」形質が現れる。だからF1種子は、一代かぎりなのだ。だから、農家は、毎年、種子を購入せざるをえなくなる、という「仕掛け」である。

（2）ターミネーター種子：これは〝自殺する種子〟だ。有名なSF映画『ターミネーター』に由来する。未来は機械（マシン）が支配する暗黒社会、という設定。未来から送りこまれた暗殺ロボット（ターミネーター）が、その支配に抵抗する人類抵抗軍リーダーを産むはずの女性を抹殺にやってきた、というストーリー。

「次世代を抹殺」する――それは「自殺する種子」そのものだ。

モンサントによる遺伝子操作で、次世代の発芽能力が抹殺されている。まさに、自殺する種子。だから、農民が自家採種しても、すべて〝自殺〟してしまう。

すると、農民は永遠に、モンサントから種を買い続けるしかなくなる。

世界中に〝自殺する種子〟を普及させれば、世界中の農業を支配することができる!?

まさに、壮大な悪知恵である。

（3）トレーター種子：〝裏切りの種子〟という意味だ。これも、モンサント社が開発したもので、ターミネーター種子の技術を応用、発展させたものだ。

ほんらい、作物は、発芽、結実、耐性など、さまざまな特性を持っている。

それを遺伝子組換えで「人工的にブロック」する。そして、モンサントが販売する〝ブロック解除剤〟を散布しないかぎり、芽も出ないように遺伝子操作されている。

農家は「種子」を買うだけでなく、モンサントが独占販売する「解除剤」も購入しないと、農業そのものが成り立たなくなる。

さらに、悪魔勢力は、日本でも農業攻撃の手を緩めてはいない。

（4）種子法廃止（5）種苗法改悪……なども、日本の農業完全支配を狙ったものだ。

日本政府も、これらを強力に推し進めている。日本の品種も農業も食糧も、〝闇の勢力〟に明け渡す。それもそのはず、マスコミと同様、政府もディープステートの一翼なのだ。

ゲノム編集で、地上は怪物たちの〝楽園〟となる?

悪魔のバトンを受け継いだビル・ゲイツ

――遺伝子暴走は、壊滅的な〝怪物〟と環境破壊をもたらす――

わたしの懸念が、現実のものになろうとしている。

世界最悪の企業と名指しで非難されたモンサント社は、ドイツのバイエル社に吸収合併されるかたちで〝雲隠れ〟した。しかし、その悪行は続いている。さらに、〝20世紀の地球皇帝〟と怖れられたデイヴィッド・ロックフェラーも2017年、101歳の生涯を閉じた。

わたしは、その悪行の記録を『魔王、死す！』（ビジネス社）にまとめた。

まさに、20世紀のエネルギー、金融、政治、医療、農業、メディア……あらゆる利権を「完全支配」してきた、〝魔王〟の一生だ。しかし、悪魔のバトンは新世代の魔王ビル・ゲイツに受け継がれている。

彼は世界最大の財団を保有し、いまや世界中の農地を買いあさっている。

「農業支配」による「食糧支配」が、未来の「人類支配」につながることを熟知している。

ハサミでDNAをチョキチョキ

遺伝子組換え技術の次に〝やつら〟が手にしたのが遺伝子編集だ。

俗にゲノム編集と呼ばれる。遺伝子組換えは、異種の生物遺伝子を組み合わせることで新生物を生み出してきた。ゲノム編集は、さらに高度なテクニックだ。文字通りDNAの二重らせん構造を〝編集〟する。それは映画フィルムの編集に酷似している。

つまり、ハサミとノリで、〝フィルム〟を再構成するのだ。

つまり、ゲノム編集とは「生物が持つゲノムDNA上の特定の塩基配列を狙って変化させる技術」なのだ。

具体的には、「ハサミの役割をするツールを使って切断します。切断されたゲノムは、生物に備えられているゲノム修復機構によって修復されますが、まれに修復ミスにより突然変異が起こります。この突然変異を利用して生物の性質を変化させ、目的に合った性質を持つ生物を作り出します」（オウンドメディア「Beyond Our Planet」）

ゲノム上の狙った場所の切断を可能にする〝ハサミ〟がDNA切断酵素（人工ヌクレアーゼ）だ。近年、さまざまな〝ハサミ〟が次々に開発され、切断精度が向上している。

遺伝子組換えは外部から別の遺伝子を組み込む。

それに対してゲノム編集は、生物にもとからある性質を変化させる。

しかし、いずれも遺伝子操作（Genetic Manipulation）であることに、違いはない。

扉のむこうの悪魔の楽園

遺伝子組換えとゲノム編集を組み合わせれば、まさに、どんな生物でも自由自在に、つくれてしまうだろう。

つまり、人類が〝生物〟を創造する……。まさに、神の領域に足を踏み入れる禁断の行為だ。しかし、人類は許されざる未知の世界の扉を開いてしまった。

禁断の扉を開いたのは「遺伝子組換え」と「ゲノム編集」という2つの鍵だ。

そして――扉のむこうに待っていたのは、〝怪物〟たちが蠢《うごめ》く悪魔の楽園だった。

先述のように、人類にとってタブー（禁忌）であるはずの「細胞核」（遺伝子）をいじる。

それは、思ったとおりの結果が出るとは限らない。

実際、次のような「危険性」が指摘されている。

……ゲノム編集された食品について、（1）ハサミ遺伝子が植物の場合は、細胞内部に残る。（2）狙った以外の場所が切断される「オフターゲット変異」が起こる。

これらは、予想外のハプニングだ。ということは予想外の〝生物〟が出現する。

これを、俗に〝モンスター〟と呼ぶのだ。

ゲノム編集は、このように〝人工ハサミ〟で遺伝子を切断し、突然変異を起こさせ、未知の生物をつくりだす。だから、遺伝子組換え同様に、〝未知の毒物〟が生まれるリスクがある。トリプトファン事件の悲劇は、ゲノム編集でも起こり得るのだ。

怪物サケ、4本足ニワトリ、ムキムキ肉牛……！

遺伝子操作による〝怪物〟ラッシュ

ゲノム編集によるモンスター動物の〝開発〟に道を開いたのが、前出の怪物サケだ。それまで、アメリカでは法的に遺伝子組換え技術は、食用では大豆やトウモロコシなど、作物にしか許可されていなかった。ところが、遺伝子組換えで成長速度2倍という〝怪物サケ〟が出現した。アメリカの市民グループ、環境団体などはホワイトハウスの前でデモを行い「怪物サケを認可するな！」と気勢を上げた。しかし、ときのオバマ大統領は、国民の反対の声を押し切って〝フランケン・サーモン〟の食用としての製造・販売を許可したのだ。

国民の健康を守る堤防は決壊した。〝怪物〟サケの認可は、〝怪物〟家畜の登場に道を開いたのだ。

畜産業者は、好みの〝形質〟の家畜動物をゲノム編集などの遺伝子操作で自由につくれるようになった。

まさに、〝怪物〟家畜たちが、百鬼夜行《ひゃっきやこう》のように出現してきた。

▼**4本足ニワトリ**：最初は合成写真だと思った。しかし、わたしの知人は「10年以上前、食肉工場でアルバイト中に見てから、肉が食べられなくなった」と証言。現場でも目撃証言があるから、存在はまちがいないはず。なぜ、4本足か？　モモ肉が4本とれるから！

▼**ヌードチキン**：これは、羽をむしる手間を省くため開発された。風邪を引かないか、心配になる。

▼**母乳を出す牛**：ヒトの母乳分泌遺伝子を牛に埋め込むと、〝母乳〟を出す牛が出現した。

▼**クモの糸ヤギ**：雌ヤギにクモ遺伝子を組み込むと、乳から〝クモの糸〟を出すようになる。

▼**ベーコン豚**：ベーコンが多くとれるようにゲノム編集でつくったブタ。もはやブタとは似ても似つかぬ生き物だ。

▼**ムキムキ肉牛**：ステーキ用赤肉を多くとることを目的として、ゲノム編集した肉牛。まるで、ボディビルダーのように筋肉ムキムキだ。

――まさに、禁断の遺伝子操作は、この地上に数多くの〝怪物〟たちを出現させている。

これら〝怪物〟たちが、逃げ出して、野生動物たちと交配したらどうなるか？〝怪物〟遺伝子は、瞬く間に地球全体に広がるだろう。このＤＮＡ汚染（ジーンポリューション）は、地球をモンスター・ワールドに変えてしまいかねない。

あのＳＦ映画『ジュラシック・ワールド』の悪夢が、現実のものになるやもしれない。

ジュラシック・ワールドへようこそ！

それは、冗談や夢物語ではない。

「……ニワトリの遺伝子を操作し、白亜紀まで進化をさかのぼらせる方法を発見した」（ハーバード大学研究チーム）

もともと鳥類と爬虫類は同じＤＮＡ起源を持つ。それが進化の過程で２つに分かれた。そこで、ハーバード大の研究チームは、ニワトリ受精卵の遺伝子ゲノムの「オン」「オフ」操作技術を開発した。すると、鳥のくちばしではなく、ワニの頭を持つニワトリの胚が発生したのだ！

この卵を孵化させれば、驚愕の生命体が出現する。それは、トリと恐竜の合体した新生物だ。研究チームが予測する姿はグロテスクそのもの。

研究者たちは、この〝怪物〟の胚まで完成させた。

「十分に注意をして育てれば、このタマゴを孵化させることも可能だ」（ハーバード大学アルハト・アブジャノフ博士）

彼はこう言い足す。

「倫理的な共生の関係上、この胚を孵化させてはいない」

これは、信用できない。科学者の探究心が満足するはずがない。

わたしは確信する。

ハーバード大チームは、この〝怪物〟を孵化させ育てているはずだ。〝ジュラシック・ワールド〟まで、あと一歩である……。

あとがき

世界の〝嘘〟が、やってくる……
――大統領選、コロナ、ワクチン、NASA、EV……etc

抗ガン剤の猛毒で30万虐殺

コオロギ、ネオニコ、発ガン除草剤……。

まさに、まさに、世界の〝毒〟は、つぎつぎにやってくる。

「……そんなこと気にしてたら、生きていけないよ」

肩をすくめる気持ちも、よくわかる。しかし、やはり無知はおそろしい。

本書で述べた抗ガン剤が、まさにそれだ。

「……毎年、約30万人が、この超猛毒で〝毒殺〟されている」

こう言っても、9割の人は、笑って信じない。

そして、注射を打たれ、地獄の苦しみのなか、後悔でのたうちながら、死んでいく。

「……ガン治療を受けた人の余命は3年、受けない人は12年6か月生きた」（H・ジェーム

ズ博士）

つまり、ガンと診断されても「病院に行かなければ」、4倍以上生きられる！

亡くなった人は、ガンで死んだのではない。

ガン治療という名の〝殺人〟で虐殺されたのだ。

■殺人ワクチンでバタバタ死ぬ

ここまで言っても笑って信じない。そして、猛毒注射の列に並ぶ。

これを、〝洗脳〟という。コロナ・ワクチンも同じだ。

「地球人口を5億人にする」と宣言している〝悪魔勢力〟が注射を打っている。

「殺す」ために打っているのだ。「死ぬ」のはあたりまえ。

それを「ワクチン打ったら死んだ！」と驚いている。これも〝洗脳〟という。

わたしは、コロナに関して6冊、本を書いた。一冊でも読んだ人は、ぜったいワクチンを打たない。だから、命は助かった（参照『コロナの、あとしまつ』共栄書房）。

あのNHKですら、ついに放送した。

「2022年の超過死亡20万人！」

これが、大量殺人ワクチンの〝成果〟だ。今年は40万人は死ぬ（殺される）だろう。

ここまで言っても「まさか……」と、笑って信じない。

〝お花畑〟の住民ニッポン人

本書は「世界の〝毒〟がやってくる」と警告している。

しかし、〝毒〟より怖いものがある。それが、〝嘘〟だ。

世界の〝嘘〟がやってくる――

こう言っても、ほとんどの人は、キョトンとしている。

テレビ、新聞が流す〝情報〟は、嘘まみれなのだ。しかし、またもや……マサカ、マサカ……である。肩で笑って、信じない。もはや、すくいようがない。

日本人の7～8割は、テレビ・新聞が「本当のことを言っている」と信じきっている。

そして、〝安心〟して、日々を暮らしている。まさに、日本人全体が平和な（?）〝お花畑〟で、過ごしているのだ。

そして、怖い情報、嫌な情報には、耳をふさぐ。目をとじる。そして、つぶやく。

「ああ、今日もいい日、平和だわ……」

世界の落ちこぼれ！ ニッポン

日本の凋落が、いちじるしい。

かつて、1980年代後半は、日本の国際競争力は4連続で世界第1位。企業TOP50社に、日本企業36社が占めていた。しかし、〝ジャパン・アズ・ナンバーワン！〟と称賛されたのも、今は昔……。その凋落ぶりは、目を覆うばかり。

国際競争力は34位。世界TOP50社に唯一残っていたトヨタもついに圏外に陥落した。賃金も韓国（19位）に抜かれて、世界22位。日本は、経済力でも中国をはじめ、アジアの国々から次々に抜かれている。もはや、昔日《せきじつ》の経済大国の面影は、どこにもない。

経済力だけではない。国民の幸福度54位。報道の自由度71位、と、惨憺《さんたん》たる現状だ（2022年度）。

さらに加えて、15歳から39歳まで、若者の「死因」1位は、すべて自殺……。

先進7か国（G7）でも、ワーストワン。あげていればキリがない。

集団催眠にかかっている

しかし、ほとんどの日本人は、この悲惨な現実に気づいていない。

いまだ、日本は世界トップレベルの経済大国だと信じて疑わない。

なぜか？　メディアや政府が、いっさい真実を伝えないからだ。

テレビや新聞は、フェイク情報を日々垂れ流している。政府発表も誤報だらけ。そして、国民は、それを〝真実〟だと信じている。

嘘だと思うなら、コロナ騒動を見よ。ワクチン接種に殺到する人々の波を見よ。

まさに、日本国民全体が集団催眠にかかっているのだ。そして、彼らは「コロナは嘘」と言うと、必死で耳を覆う。

「ワクチンは生物兵器」と言えば、「陰謀論者！」とわめく。

彼らが信じるのはマスゴミ情報と政府誤報のみ。彼らが地球を裏から支配する闇勢力の〝手先〟であることなど、ツユも知らない。

〝ゆでガエル〟か〝お花畑〟か

そうしているうちに日本人の心身は、日に日に弱っていく。

経済力も奈落の底なら、精神力、身体力も恐ろしいほどに低下している。

これは〝ゆでガエル〟に例えられる。お湯に入れるとカエルは、慌てて飛び出す。生存本能が働くからだ。しかし、水に浸かったカエルを、ゆっくりあたためていく。すると、カエルは気づかないうちに〝ゆでガエル〟となって死んでいく。

まさに、日本がこの状態だ。さらに、わかりやすくいえば、日本人は、幻想のお花畑の住人といえる。

まわり一面のお花畑で、ニコニコと蝶々を追っている。ほんとうにのどかな春日和だ。

しかし、一見、お花畑に見えるが、その実態は〝地獄〟である。

その証拠に、ひとびとの健康は侵され、体調は衰えるいっぽうだ。

収入は減り続け、仕事すら奪われる……。

マスゴミは〝嘘〟を垂れ流す

いっぽうで、世界の〝嘘〟は、つぎからつぎにやってくる――。

それは、マスゴミで、つぎつぎに流され、頭に刷りこまれ、〝常識〟になっていく。

バイデンなど〝嘘〟そのものだ。

大統領選は空前の大犯罪で、バイデンがトランプから大統領職を奪ったのだ。

しかし、日本人の9割は叫ぶ。

「エーッ! ウソだろ」

『アメリカ不正選挙2020』(成甲書房)を読みなさい。そこにすべて、書いてある。

コロナも20年前から計画された〝偽パンデミック〟だ。人類みな殺しワクチンを打つための下準備。だから、テレビ、新聞、政府のコロナ情報は、すべて〝嘘〟である。

〝嘘〟は地上にかぎらない。宇宙の情報も〝嘘〟だらけだ。

太陽の温度は6000℃と学校で習った。しかし、本当は26℃……といっても、あなたは絶対に信じないだろう(『NASAは〝何か〟を隠してる』ビジネス社)。

大企業トップも平然と大嘘をつく。豊田章男トヨタ会長は、社長の時、公言していた。

「日本車をすべてEVに変えたら原発10基、火力なら20基必要だ」。だから「EVはエコではない」と、自動車工業会会長でもあった彼は内外で吹聴していた。これも、真っ赤な〝嘘〟である。

「車を全て電気に変えても夜間充電するので発電所は1基も増やす必要はない」（清水浩・慶大名誉教授）（『ＥＶガラパゴス』ビジネス社）

これが、正解だ。しかし、マスゴミは真実を隠し、デマを流し続ける。

日本人に今、必要なのは〝不快な情報〟だ

日本人は、お花畑の幻影から目覚め、現実を直視するときだ。

真実の情報ほど、目や耳にすれば〝不快〟だ。

しかし、日本人に今、必要なのは〝不快な情報〟なのだ。本書が、まさにそうだ。

読んで楽しいページなどひとつもないはずだ。

しかし、この現実から目を背けず直視してほしい。目を背けることは、あなたと、あなたの家族を地獄に導くことだ。

まず、心をしずめて冷静沈着に現実を見つめてください。

現実を直視した先に光が見えてくる

――もういちど言う。
無知はあなたを殺し、家族を殺す。

聞きたくないことに耳を傾けなさい。
見たくないものに、目を向けなさい。
知りたくなくても、本を開きなさい。

そうすれば、あなたの人生の先に、明るい光が見えてくるはずだ。

巻末には、本文で伝えきれなかった「アブナイもの」一覧も掲げています。
できることから、やれることから――。
暮らしを一つひとつ、あらためていきましょう。（了）

船瀬俊介

巻末付録

まだまだ、こんなに！「あぶないもの」だらけ……
みんな、けっとばし、100歳まで生きよう！

――身のまわりの「ヤバイもの」は、本文でとりあげただけでは、ありません。
以下、できるだけ「買わない」「使わない」ようにしましょう。
人生、いまや100年時代。90歳、100歳と元気な祖父母たちは、
こんな有毒なものとは無縁な自然のなかで、すくすくと育ったのです。
だから、長寿を満喫しているのです。
「自然に近づけば、病気から遠ざかる」（医聖ヒポクラテス）
次のようなものを遠ざけ、自然な暮らしを楽しみましょう！

■コロナ・ワクチン

現代の人類最大の危機。やはり、〝闇勢力〟が人口削減のために打っているのです。

「2013年、20万人以上がファイザー社製mRNAワクチンを被験者として受けた。10年後、生きているのはわずか5人」という。最大副作用はスパイクたんぱくによる血栓。だから、血流改善こそ重要です。

①菜食：動物食じたい血管を詰まらせる。**②ファスティング**：定期的におこない排毒。**③長息**：長く息を吐く。血管が拡張。**④入浴・サウナ**：体を暖め血行促進。**⑤たわし・乾布マサツ**：皮ふ刺激で血行促進。**⑥日光浴**：ビタミンDは免疫細胞を活性化。**⑦緑茶（無農薬）**：生命力活性化。**⑧松葉茶など**：血栓防止。**⑨筋トレ**：筋肉から活性ホルモン！**⑩笑う**：死亡率2分の1。認知症リスク約4分の1。（参照『コロナの、あとしまつ』共栄書房）

■0歳児ワクチン

「ワクチンは生物兵器である」。1972年、WHO極秘文書が暴かれる。世界で0歳児に20～30本もの〝予防接種〟が推奨・強行されている。しかし、流行〝予防〟の証拠は皆無。ぎゃくに恐怖の副作用報告は山ほど。打った乳幼児を10年追跡調査すると、15種もの病気が激増。非接種の子より数倍～数十倍発症！喘息6倍、貧血5倍、行動異常4倍、ADHD40倍……。（米報告。参照『コロナの、あとしまつ』共栄書房）

■サラダ油

日本だけの奇妙な呼び名。有機溶剤で抽出、栄養分を奪っている。リノール酸過多なので、健康障害を起こす。**①学習能力**、**②視力**、**③ぜんそく**、**④脳梗塞**……。圧搾絞りがおすすめ。理想はシソ油。エゴマ油、麻油など。

■テフロン加工

焦げ付かないのはフッ素化合物（ＰＦＯＡ）で加工処理しているから。発ガン性などの毒性報告がある。まちがいなく調理で料理に移染する。使ってはいけない。

■ヘア・カラー

毛染め剤は、超猛毒だ。主成分パラフェニレンジアミンは、強烈な遺伝子破壊物質。強毒、発ガン物質。「メチャクチャに突然変異性が激しい」と皮膚科医も震え上がる。市販毛染剤を「１０００億分の１に薄めても、全検体でガン増殖を確認」（北里大学北里研究所病院）。

だから、妊娠女性の毛染めは胎児に深刻な悪影響。

■シャンプー

皮ふ毒物エキス。10匹のネズミに市販10種類のシャンプー原液を塗布したら、3匹が血を吐いて死に、7匹は毛がごっそり抜けた。〝毒物〟を頭に振りかけている。日本の中高年は、ほとんど頭のてっぺんが丸禿げ。シャンプーが原因だとは、死ぬまで気づかない。リンス、ヘアケアも有害無益。無添加せっけんの洗髪がベスト。

■虫除けスプレー

農薬を子どもの肌に吹きかけているのと同じ。市販の虫避け剤の主成分は、昆虫の神経を麻痺させる毒物。吸い込むと「けいれん」「血圧低下」「発疹」「皮ふ炎」「神経障害」……。ハーブを使うエッセンシャルオイルの虫除けスプレーを。**①エッセンシャル・オイル：4滴**、**②ウォッカ：小さじ1**、**③精製水：大さじ1**。以上を混ぜてスプレーボトルに。肌でなく、頭上に噴霧する。

■日焼け止め

日焼け止め化粧品で皮膚ガンになる。元凶はＰＡＢＡ（紫外線吸収剤）。10～15％も配合。ハワイではビーチでのサンスクリーン剤禁止。理由の「毒性で珊瑚に被害が出る」ことの意味とは……。

■市販「清涼飲料」

自販機でおなじみ。ファンタなどは、すべてパスしたほうがいい。かつて、日本消費者連盟が行ったテストでは21品目中18品目に、発ガン物質ベンゼン検出。有毒物が生成されたミステリー。酸化防止剤（ビタミンＣ）と保存剤（安息香酸）が化学反応したのだ。ドリンク剤なども同じ。安心して買えるのはミネラルウォーターくらい。

■缶コーヒー

毎回、買うのがクセの人もいるだろう。でも缶入りはダメ。心を壊すプラスティック添加剤ビスフェノールAが溶け出る。飲料缶は内側をプラスティック・コーティングしている。冬場のホット飲料は溶出が盛ん。ビスフェノールAは「大脳皮質形成に異常——注意欠陥多動性障害（ADHD）と関連」と警告あり。スチール缶から多摩川の濃度の194倍も検出されている。

■人工着色料

北欧諸国では人工着色料は全面禁止。理由は「食べ物には不必要」「発ガン性」「アレルギー問題」など。日本はアブナイ食品添加物天国（地獄）だ。赤色104号、105号、106号は、日本以外の国では、ほとんど全面禁止。一番の理由は発ガン性。さらに、落ち着きのない子は着色料などが引き金の脳アレルギーという。アメリカで非行少年を調査すると、添加物たっぷりジャンクフードを食べていた。「タール色素は社会犯罪の引き金」と米当局も警告する。

■人工甘味料

成分名〝アスパルテーム〟。別名〝悪魔の甘味料〟。警告される毒性がスゴイ。**①発ガン**

性、②脳腫瘍、③眼の奇形、④胎児体重減、⑤内臓異常、⑥尿症に有害……など。許認可をめぐり世界中で大論争を巻起こす。商品名〝パルスイート〟。

■CT検査

「CT検査で10人に一人が発ガンしている」（近藤誠医師）。X線被爆はレントゲンの300倍以上！　3D撮影など画像精度が向上すると被爆量は数千倍に跳ね上がる。医師は絶対リスクは教えない。

■五大検診

①人間ドック、②脳ドック、③ガン検診、④メタボ検診、⑤定期健康診断、これらはすべて〝病人狩り〟。ほとんど病院送りとなる。そして、「人類の死因1位は病院」なのだ。「医療の9割が消えれば人類は健康になれる」（ロバート・メンデルソン博士）。（参照『「五大検診」は病人狩りビジネス！』ヒカルランド）

■病院出産

悲惨な脳性マヒの原因は病院出産だ。**①陣痛促進剤**、**②無痛分娩（麻酔）**、**③臍帯《さいたい》早期切除**。これらにより、胎児は酸欠に陥る。脳は酸素不足で壊死した状態で出産。こうして、脳性マヒの悲劇は多発している。学界、行政、メディアはこの事実を隠蔽している。

■白砂糖

猛毒！　心も体も狂わせる。家畜に与えればたちまち死ぬ。その毒性で食品添加物に申請しても絶対許可されない。権威ある研究者たちの断言だ。さらに、白砂糖は万病のもととなる。血液を酸性化するからだ。「白砂糖が小児マヒやリウマチ、動脈硬化の元凶であることは、数多くの研究者が認めている」（アメリカ、Ｊ・Ｉ・ロデール博士）。「甘い物好きは統合失調症の元凶となる」（カナダ、ホッファー医師）

■リタリン

ＡＤＨＤ治療薬として精神科で処方。子どもに落ち着きがない、と病院に連れていったら危険。精神科医は、平気でリタリンを処方する。米国食品医薬品局（FDA）は、4年間で服用者25人が死亡と警告。さらに、54例もの深刻な心血管疾患が報告されている。

■降圧剤

記憶喪失、心臓マヒ、尿失禁、インポ（ED）などの原因。かつて、高血圧の定義は、180。それが、今では130まで引き下げられた。バーを下げれば、それだけ〝高血圧〟患者は増える。すると、降圧剤処方の〝患者〟も増える。かくして、医者も、病院も、製薬会社も儲かる。メデタシ、メデタシ。降圧剤も毒なので、脳梗塞、肝障害などを起こす。それでも、患者たちは病院前に長蛇の列をつくる。

■高脂血症治療薬

筋肉が溶ける！　恐ろしい薬。別名、コレステロール降下剤（脂質降下薬）。世界一の売り上げを誇り、2023年の試算では総額4兆2800億円超。副作用で、もっとも恐怖なのは「横紋筋融解症」。筋肉が溶けていく……。寝たきり老人の元凶だ。「免疫力が落ち、ガン発症率が跳ね上がる。風邪も引き安く、ちょっとした感染症にも弱くなる」（菅野喜敬医師)。その他、奇形、腎不全、筋肉痛、めまい、頭痛、不眠症、しびれ……など、キリがない。

■血糖降下剤

血糖値が高くて病院に行くと「糖尿病」と宣告。医者は続ける。「糖尿病は治りません」「三食しっかり食べる」「インスリン注射」「血糖降下剤」の処方を命じる。初めから治す気ゼロ。血糖降下剤の副作用は、顔面蒼白、不安感、動機、頻脈、ふるえ、精神異常行動、犯罪行動……など。糖尿病は一日一食などのファスティング(少食)で、100%治る。(参照『食べなきゃ治る! 糖尿病』ビジネス社)

■タミフル

インフルエンザ治療薬。投与された少年は笑いながらトラックにみずから飛び込んだ。男子中学生(14歳)は、マンション9階からジャンプ。処方された6歳以下でも異常死が12人も報告されている。副作用事故を報告する医師は100人に一人以下。だから、実際はこれらの100倍以上の医療事故を起こしているだろう。

■風邪薬

パブロン一錠で健康な主婦が急死！ 彼女を襲ったのがＳＪＳ（スティーブンス・ジョンソン症候群）。これは風邪薬成分の解熱剤などの重篤副作用。皮ふはドロドロ。発症すると２人に一人が死亡。フェイタスなどの痛み止め湿布でも発症する。気楽な使用で死ぬこともある。風邪薬、痛み止め、ぜったい使うな。寝てれば治る。

■ボラギノール

正体は外科用強力麻酔薬（リドカイン）。だから、痔の痛みが消えるのはあたりまえ。麻酔だから治療効果はない。症状は悪化。逆に副作用は、ショック、不整脈、悪性高熱、意識障害……即使用中止。一生〝大痔主〟で苦しむ前に、ファスティングがおすすめ！（参照『３日食べなきゃ、７割治る！』ビジネス社）

■発ガン水道水

「水道水を飲むと発ガン率3倍!」。男性3・66倍。女性2・23倍。これは1970年代アメリカの報告で、ミシシッピ河の水道水を飲んでいる住民と湧き水を飲んでいる住民との比較だ。前者に消化器・泌尿器ガンが多発。塩素殺菌処理で発ガン物質が生成されたから。日本も同じ。家族を守りたかったら浄水器をすすめる。

■ビニールクロス

日本の住宅の10軒に9軒以上は〝ビニールハウス〟。業者のいう壁材〝クロス〟は〝布〟でない。ポリ塩化ビフェニル(塩ビ)だ。だから〝クロス仕上げ〟というカタログは詐欺罪(刑法第246条)。可塑剤《かそざい》に配合されるフタル酸エステルは有毒環境ホルモン。糊には発ガン物質(ホルムアルデヒド等)が添加されている。土佐和紙・天然パルプなど自然素材の壁材にしなさい。(参照『健康住宅革命』花伝社)

■歯みがき剤

市販の歯磨剤には、政府ですら「中程度の毒物」と認めた合成界面活性剤が配合されている。つまり、あなたは〝毒物〟で歯を磨いている。口内濃度2000ppm。舌の味《み》蕾《らい》細胞が溶け、味がしなくなる。せっけん歯磨剤に代えるべき（シャボン玉せっけんなど）。

■〝ファブリーズ〟

「ファブリーズで〝洗おう！〟」。P&GのCMは詐欺である。〝洗う〟とは「汚れを落とすこと」。配合されている殺菌剤・塩化ベンザルコニウム等は、致死量1〜3gの猛毒（経口毒性）。1〜4時間以内に死亡（参照「化粧品毒性テーブル」https://ocn1.net/syuneido/cosmetic.htm）。目の異常、アレルギー毒性も報告されている。

■合成洗剤

アタックやママレモン、ビオレ洗顔料なども、すべて〝せっけん〟に！　洗濯、台所、浴用、洗髪、住まい……洗剤はすべて天然の〝せっけん〟製品をおすすめする。合成洗剤は毒性成分の混合物だ。健康も破壊するし自然も破壊する。体にやさしく、汚れ落ち抜群のせっけんライフを！

■ドライクリーニング

ドライクリーニング溶剤には、**①発ガン性**、**②生殖障害**、**③流産**、**④肝障害**、**⑤腎障害**、**⑥神経毒性**……などが指摘されている。ドライ仕上げの服は軒先などで30分ほど風に当てよう。ドライは油汚れは落とせても水溶性汚れは落ちない。せっけん洗いがすぐれる。

■汚染された魚

マグロの切り身、一切れで、ダイオキシンが安全基準を超えた例も。これは、発ガン物質かつ有毒環境ホルモンだ。「免疫力低下」「精子減少」「不妊」の原因。江戸前寿司（東京湾産）を好む人は、すでにWHO基準の2倍以上汚染されている。刺身、寿司なども、たまの楽しみにしたい。

■危険浄水器

中空糸膜タイプは、殺菌剤として有毒「銀イオン」使用、さらに「滑剤」に合成界面活性剤を使用。だから、活性炭、セラミックなどを使用する自然型浄水器がおすすめ。

■栄養ドリンク

実験では「リポビタンD」を飲ませたネズミは、水道水を飲ませたネズミより早くおぼれた。「ファイト」も「スタミナ」も出ない！〝効いた〟気がするのは添加カフェイン、アルコールによる錯覚だ。

■化学調味料

味の素は、グルタミン酸ナトリウム塩。それを〝アミノ酸〟と詐欺CM、不当表示で売りまくっている。毒性は「しびれ」「脳損傷」「不妊」「骨格異常」「催奇形性」など（ワシントン大学、オルニー教授、研究報告）。（参照『味の素の罪』ヒカルランド）

■農薬汚染肉

残留農薬が最も危険なのは肉・乳製品。アメリカ人の農薬汚染源の98%！　飼料農作物への農薬残留は野放しだ。肉食女性の母乳は、菜食女性より100倍汚染されている。

■汚染水

母親が「汚染水」などを飲むと、化学汚染により胎児は脳奇形となる。左右非対称性の発生率は、**①通常犯罪者**14%、**②殺人犯**54%……**③連続殺人者**は87%にたっしていた（福島章・上智大学名誉教授の研究）。

■サランラップ

素材はポリ塩化ビニル。塩化ビニルモノマーは発ガン物質だ。可塑剤で大量添加されているフタル酸エステルも発ガン性・催奇形性・生殖毒性がある。クレラップも同じ。「安全性」の高いポリエチレン系ラップに代える。

■基礎化粧品

「スキンケア」でなく「スキンダメージ」となる。「肌荒れ」「シミ」「シワ」を防ぐなどは詐欺ＣＭ（刑法・薬事法・景品表示法違反）。化粧品工業会も「詐欺と言われりゃ、そのとおり」と認めている。（参照『あぶない化粧品』三一新書）

■ホットカーペット

「安全基準」の３００倍超の有害電磁波を出す。電気毛布も同じ。子どものガン・白血病などを多発させる。異常妊娠を10倍に増やすという報告もある。（参照『ショック!! やっぱりあぶない電磁波』花伝社）

■ＩＨ調理器

強烈な有害電磁波を放射する。流産が5・7倍という報告も。頭痛、発ガン、奇形、免疫異常、行動異常、イライラ……など。やはりガスコンロが安全、便利。オール電化なら欧米型の〝ラジエントヒーター〟にきりかえよう。

■電気カミソリ

充電・交流モーター式は、「安全基準」の何万倍もの発ガン電磁波を発生。ホクロなどへの刺激で黒色肉腫になる怖れもある（ロバート・ベッカー博士警告）。直流モーターの乾電池式なら安全だ。

■ｉＰＳ細胞

「遺伝子操作」、さらに「増殖抑制酵素」を破壊している。だから、夢の〝再生医療〟の正体は、〝発ガン療法〟である。政府の補助金打ち切りも当然だ。

■〝長寿神話〟

日本の「平均寿命世界1位」は嘘である。各国、算出方法はマチマチ。なので比較不能。厚労省は〝後だしジャンケン〟で、数十年以上〝世界1位〟と、国民を〝洗脳〟してきた。

■輸血

昭和天皇も殺した〝輸血迷信〟。輸血ショック症候群（ＧＶＨＤ）は致死率１００％。輸血でガンは４・６倍増。輸血は有害無益だ。「塩分」「水分」を与えるだけでよい。（参照『血液の闇』三五館）

■頭痛薬

慢性頭痛の原因は〝頭痛薬〟である（笑）。巧みなＣＭで、患者はドラッグ中毒に陥っている。ファスティングなどで「断薬」「排毒」すれば、ウソのように治る。

■切り傷治療

「消毒」「乾燥」はタブー。水で洗ってラップで保湿する。これが正解。「火傷」も同じ。傷跡などいっさい残らない。現代医学では傷の治療法すら根本的にまちがっていた。（参照『医療大崩壊』共栄書房）

■一日三食

「断食（ファスティング）は万病を治す」（ヨガの教え）。万病は〝体毒〟で生じ、〝排毒〟で治る。断食・少食は長寿遺伝子にスイッチを入れ、若返り効果もある。（参照『３日食べなきゃ、７割治る！』ビジネス社）

■白血病治療

ガンではない。疲弊した白血球だ。徹底した安息こそ最善治療。現代医学は猛毒「解熱剤」「抗ガン剤」など大量投与で〝殺しまくり〟ながら「白血病は治らない」とうそぶいている。

■コンクリート・ストレス

マンション・団地などの住民は、木造住宅に較べて9年早死にしている（島根大学、総合理工学部）。コンクリートが心身を冷やすからだ。ネズミの実験では木の巣箱にくらべて12倍も死んでいる。

■高層ビル症候群

6階以上に住む妊婦の流産率は木造住宅の4倍。高層に住むほど神経症、飲酒率、喫煙率も高い。さらに低体温児、高血圧、認知症も多い。地磁気《ちじき》エネルギーから離れるからだ。

■寝かせきり医療

75歳以上では1日寝ると〝1年老ける〟。10日寝せるだけで「85歳の体力」になる。使わなければ衰える「廃用性萎縮」の恐ろしさだ。「筋トレ」で、「筋力」は「骨力」を産み、「活性ホルモン」を分泌させる。（参照『まちがいだらけの老人介護』興陽館）

■「笑わない」

「笑わない」老人の死亡率は2倍、認知症リスクは3・6倍だ。つまり「笑う」年寄りは2倍生き、ボケのリスクも約4分の1となるのだ。その他、ガン、糖尿病などあらゆる病気の予防・治療効果も証明されている。（参照『笑いの免疫学』花伝社）

医療・環境ジャーナリスト

船瀬 俊介（ふなせ・しゅんすけ）

1950年生まれ。早稲田大学第一文学部社会学科卒。日本消費者連盟に出版・編集で参画後、独立。著書『買ってはいけない』が半年間で250万部の大ベストセラーとなり話題を呼ぶ。消費者・環境問題を中心とした評論・講演活動にも尽力。文明論的視点から「火の文明」は近未来「緑の文明」にシフトすると主張。 環境・建築・医療・健康・食品といった多岐にわたる問題に、鋭くメスを入れる。著書に『肉好きは8倍心臓マヒで死ぬ』『フライドチキンの呪い』『未来を救う波動医学』等の波動医学シリーズ（共栄書房）、『牛乳のワナ』（ビジネス社）、『コロナと陰謀』（ヒカルランド）、『ワクチンの罠』(イースト・プレス)、『60（カンレキ）すぎたら本気で筋トレ』（興陽館）、『「長生き」したければ、食べてはいけない!?』『ガン検診は受けてはいけない!?』（徳間書店）、『アメリカ不正選挙2020』（成甲書房）、『ワクチンで殺される』（共栄書房）、『ヴィーガン革命』（ビオ・マガジン）など300冊近い。

世界の“毒”がやってくる
緑の列島を奪い取る狂気の“仕掛け”

2023年10月3日　第一版　第一刷

著　　　者　船瀬 俊介

発　行　人　西 宏祐
発　行　所　株式会社ビオ・マガジン
〒141-0031　東京都品川区西五反田8-11-21
五反田TRビル1F
TEL:03-5436-9204　FAX:03-5436-9209
https://www.biomagazine.jp/

編　　　集　野本 千尋
イ ラ ス ト　和全(P113)
校　　　正　株式会社 ぷれす
デザイン・DTP　前原 美奈子
印刷・製本　株式会社シナノパブリッシングプレス

ISBN978-4-86588-133-2 C0030